Walter Lübeck

W0053114

Das Lapacho Handbuch

»Der Heiltee der südamerikanischen Indianer«

Eine Lapacho-Hausapotheke
mit vielen Anwendungsmöglichkeiten
und Rezepten

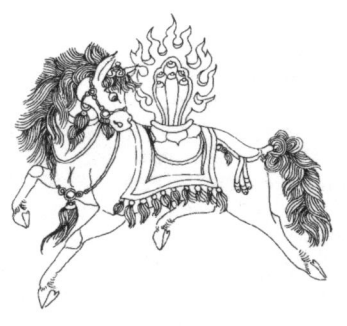

WINDPFERD

Wichtiger Hinweis

Die in diesem Buch vorgestellten Informationen wurden sorgfältig recherchiert und werden nach bestem Wissen und Gewissen weitergegeben. Dennoch übernehmen weder Autor noch Verlag Haftung für Schäden irgendeiner Art, die direkt oder indirekt aus der Anwendung oder Verwendung der Angaben in diesem Buch entstehen. Die Informationen in diesem Buch sind für Interessierte und zur Weiterbildung vorgesehen und nicht als Therapie- oder Diagnoseanweisungen im medizinischen Sinne zu verstehen. Ernsthafte Erkrankungen und alle Symptome, hinter denen ein ernsthaftes Leiden verborgen sein könnte, sollten unbedingt von einem Mediziner diagnostiziert und therapiert werden.

Der Autor Walter Lübeck

Walter Lübeck ist seit 1988 als Seminarleiter für Alternative Heilweisen, Ganzheitliche Persönlichkeitsentwicklung und Erfolgstraining tätig. Mehr als 7000 Teilnehmer besuchten seitdem seine Seminare, Vorträge und Workshops in Deutschland, Österreich und der Schweiz.

In 17 Büchern, die in 11 Sprachen übersetzt sind und diversen Beiträgen für Fachzeitschriften stellt er die Ergebnisse seiner Arbeit einer breiten Öffentlichkeit zur Verfügung. Sein beruflicher Hintergrund beinhaltet unter anderem eine Heilpraktiker- und Reiki-Meister-Ausbildung, ein über 10jähriges Studium der Klassischen und Komplexhomöopathie sowie der Phytotherapie, ein NLP-Training und die über 15jährige Auseinandersetzung mit Alternativen Therapien und gesunder Ernährung. Walter Lübeck ist eingetragen im Blauen Schweizer Who's Who.

Impressum

1. Auflage 1999

© 1999 by Windpferd Verlagsgesellschaft mbH, Aitrang
Alle Rechte vorbehalten
Umschlaggestaltung: Kuhn Grafik, Digitales Design, Zürich
Fotos: Prof. Wagner, Universität München, Seiten 8, 12, 16;
Ulla Mayer-Raichle, Seiten 6, 24, 35, 48, 55;
Beat Ernst, Basel: S. 28. 30
Lektorat: Sabine Stöhr, Mainz; Brigitte Gabler
Layoutkonzeption: Schneelöwe, Aitrang
Layout/Satz: *panta rhei!* – MediaService Uwe Hiltmann,
Niedernhausen/Ts.
Herstellung: Schneelöwe, Aitrang

ISBN 3-89385-272-7

Printed in Germany

Inhaltsverzeichnis

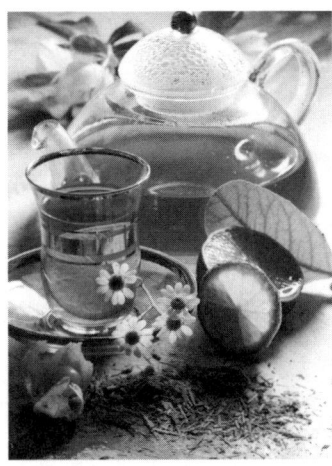

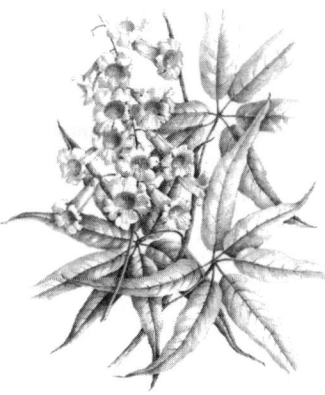

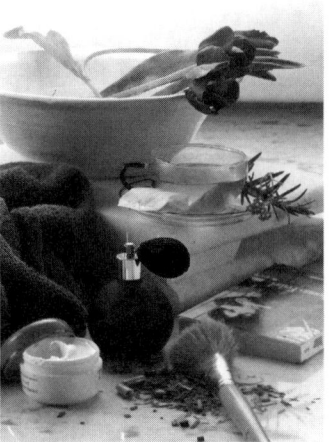

Einleitung

Das wirklich wichtige Wissen um die Heilungsgeheimnisse der Natur geht niemals unter. Es wandert nur des öfteren in Zeiten, wo es nicht respektiert wird, in den Untergrund, um dann unversehens unter besseren Bedingungen wieder aufzutauchen und schnell auf ein Neues zu wohlverdienten Ehren zu gelangen.

In den urtümlichen Landschaften Südamerikas schlummert ein gigantischer Schatz dieser Art. Im Vergleich dazu würde Fort Knox mit seinen vor Gold, Silber und Bargeld überquellenden Tresoren dagegen wie das Sparbuch eines Sozialhilfeempfängers wirken. Die Natur-Apotheke zum Beispiel der Anden oder der Urwälder des Amazonasgebietes birgt – konservativ geschätzt – Hunderttausende von neuartigen Arzneien und hochwirksamen Nahrungsergänzungen, die zum Wohle von Mensch und Tier eingesetzt werden könnten. Der größte Teil dieses kostbaren Wissens wird von Indianerschamanen, Ethnoheilern und vergleichsweise wenigen weißen Naturheilkundigen gehütet, bis die Lage günstig genug ist, etwas davon in die Weltöffentlichkeit gelangen zu lassen. Eine kleine, klitzekleine Portion ist bereits in den westlichen Industrieländern bekannt geworden. Namen wie Guarana, Yerba Maté, Cats Claw, Opuntia und Catuaba sind immer mehr gesundheitsbewußten Menschen geläufig. Eine ständig wachsende Zahl von engagierten und meist kleinen Vertriebsunternehmen bemüht sich darum, die Schätze der Natur in die Hände derer gelangen zu lassen, die von chronischen Krankheiten wie Krebs, Rheuma, Arthritis und Streß sowie Allergien geplagt sind.

Natürlich ist es vollkommen richtig, daß die überragende Mehrzahl unserer unzähligen Leiden von der ja von uns selbst geschaffenen Lebensweise, sprich Kultur, verursacht oder zumindest sehr begünstigt werden. Und selbstverständlich stimmt es ebenso, daß noch so viele Heilpflanzen aus den Regenwäldern uns die Entscheidung nicht abnehmen können, endlich umzukehren und uns auf eine natürliche, der gesamten Umwelt freundlich gesinnte Lebensart einzustimmen. Was spricht denn schon wirklich dagegen, eine umweltfreundliche Tech-

Die Natur-Apotheke der südamerikanischen Urwälder birgt unvorstellbare Schätze

Pflanzliche Nahrungsergänzungen und Pflanzenpräparate aus der Arzneitasche eines Dschungelmedizinmannes sind bekanntermaßen nicht nur sehr oft extrem wirksam, sondern im Vergleich zu den immer noch viel zu oft eingesetzten chemischen Keulen meist sanft, nachhaltig und ganzheitlich in der Wirkung

Durch eine natürliche Lebensweise wieder gesünder werden

nologie zu entwickeln und auf breiter Basis zu verwenden. Letztlich doch nur Trägheit und Uneinsichtigkeit.

Doch sind diese schwerwiegenden Tatsachen für mich keine Gründe, das Leiden, das Siechtum, den Vitalitätsverlust oder die nervliche Überforderung einfach geschehen zu lassen – wider besseren Wissens. Die praktische Erfahrung mit natürlichem Heilwissen überzeugt sehr viel tiefgreifender als noch so viel abstrakte Theorie und hitzige Diskussionen.

Wer *erlebt* hat, wie es ist, wieder natürlich fit und in Vollbesitz seiner körperlichen und geistig-seelischen Kräfte gelangt zu sein, der wird auch wesentlich eher verstehen, daß es Zeit ist, Mutter Natur um Rat zu fragen.

Und diesmal *genau* zuzuhören! Immerhin haben beispielsweise die Aboriginees, die Ureinwohner Australiens, seit etwa 150.000 Jahren eine in jeder Hinsicht stabile und vielfältige Kultur gepflegt. Ohne ihre Umwelt zu zerstören, ohne nennenswerte chronische Erkrankungen und ohne Verbrechenswellen und große Kriege. Wir können – und sollten – viel von der Lebensphilosophie und der Medizin der Naturvölker lernen.

Deswegen und wegen einer ganzen Reihe neuer wichtiger Informationen zum Thema habe ich dieses – mein zweites – Buch über den Heiltee Lapacho verfaßt. Ich habe dabei bewußt zugunsten neuer Informationen viele wichtige Dinge, wie etwa die Lapacho-Kur, nicht noch einmal wiederholt, um wirklich ausreichend Platz für Neues zu haben. Also bitte in „Heilen mit Lapacho-Tee" nachlesen.

Der in Südamerika berühmte „Baum des Lebens" kann eine so wertvolle Hilfe sein, Vitalität und Gesundheit zu erhalten und zu stabilisieren. Ich selbst verwende ihn seit längerer Zeit. Nicht nur, weil er mir gut schmeckt und vielseitig verwendbar ist, sondern auch, weil ich spüre, wie wohltuend gerade der langfristige Genuß von Lapacho-Tee für Körper, Geist und Seele ist. Als bekömmlicher, delikater Haustee für Groß und Klein sollte er im Grunde in keiner Küche fehlen, deren Benutzer etwas auf ihre Gesundheit halten.

Wohl bekomm´s

Ihr

Warum sollte nicht die tägliche Nahrung gleichzeitig Heilmittel sein und Erkrankungen verhüten helfen?!

Es gibt eine Menge wichtige Neuigkeiten über Lapacho!

5

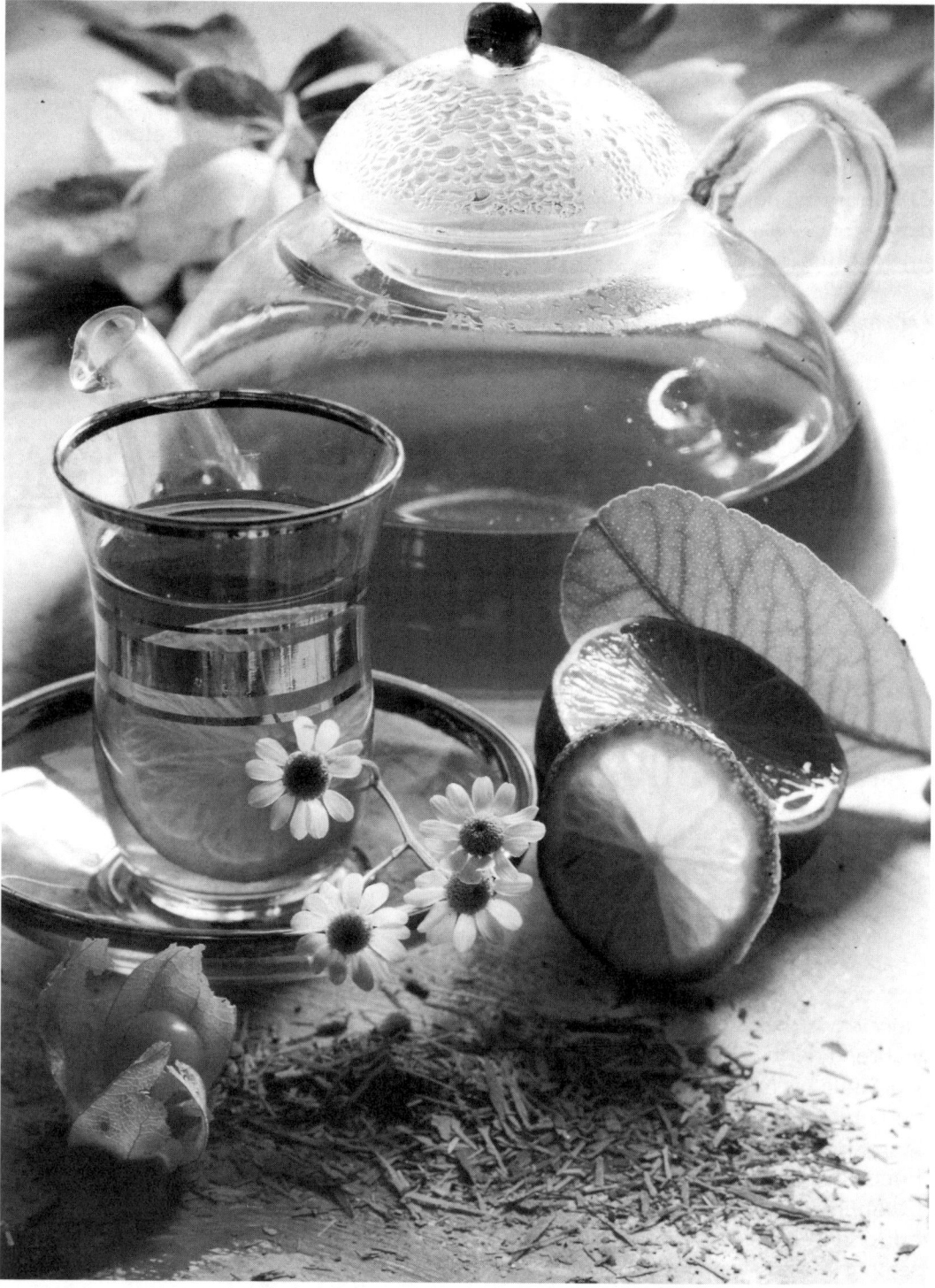

Kapitel 1

Lapacho: Der „Göttliche Baum"

Die Verwendung der inneren Rinde des Lapacho-Baumes zur allgemeinen Stärkung der Vitalität, zur Vorbeugung und zur Behandlung einer beinahe unglaublichen Vielfalt von Erkrankungen ist nach verschiedenen zuverlässigen Quellen bis in die Zeit der Inka zurückzuverfolgen. Die Eingeborenen Südamerikas verwenden noch heute den schmackhaften Tee als Tonikum gegen Infektionskrankheiten aller Art, zur Behebung von Verstopfung, zur Behandlung von Arthritis, Diabetes, Rheuma und Krebs. Mindestens eintausend Jahre ist Lapacho also in der Volksmedizin eines ganzen Kontinents schon in regelmäßigem Gebrauch.

Schon die Inkas schätzten Lapacho-Tee

In unseren Breiten hat der wohlschmeckende Tee und verschiedene Extrakte aus der inneren Rinde des „Göttlichen Baumes", wie der Lapacho auch in seiner Heimat genannt wird, erst seit einigen Jahren an Bedeutung gewonnen. Dabei sind seine reichhaltigen Heilkräfte für Mensch und Tier in der westlichen Kultur bereits wesentlich länger bekannt ...

Der jugoslawische Wissenschaftler *Voislav Todorovic* fand in alten Dokumenten Belege dafür, daß der „Göttliche Baum" bereits den Russen und den Wikingern wohlvertraut war. Die Wikinger, heute meist aufgrund von einschlägigen Historienfilmen als ungewaschene, in Bärenfelle gekleidete, kriegslüsterne und eher tumbe Rowdies verkannt, waren über Jahrhunderte die bedeutendsten Händler Nord- und Mitteleuropas. Sie entdeckten bereits zu Anfang des ersten nachchristlichen Jahrtausends (also während der Hochblüte der Inkakultur, die zu dieser Zeit von Chile bis Mexiko ihren Einfluß ausbreitete) Amerika und gründeten dort Handelsniederlassungen sowie eine ganze Reihe von Siedlungen, wie diverse archäologische Funde eindeutig belegen. Die innere Rinde des Lapacho-Baumes wurde von ihnen als Kostbarkeit angesehen und nur gegen Edelsteine eingetauscht. Todorovic führt in seinem Bericht weiter aus, daß Ende des letzten Jahrhun-

Die Wikinger tauschten Lapacho nur gegen Edelsteine ein!

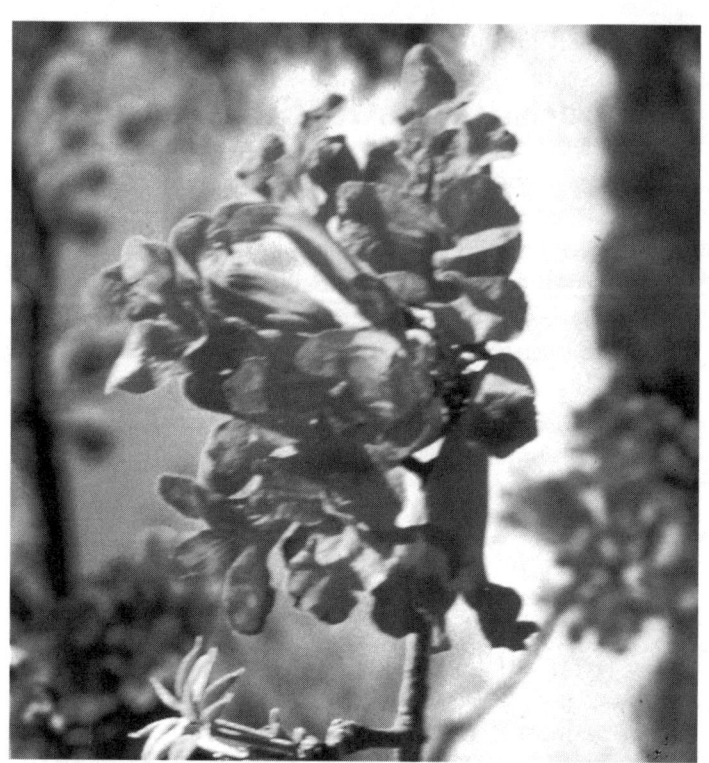

Der Lapacho-Baum ist leicht an seiner auffälligen Blüte zu erkennen (Tabebuia avellanedae)

derts ein russischer Chemiker eine auf Lapacho-Extrakten basierende Zahnpasta entwickelt und in den Handel gebracht hatte, die sich als extrem wirksam in der Verhütung von Zahnkaries erwies.

Bereits im Jahre 1884 isolierte der Forscher *E. Paterno* einen der in bezug auf die gesundheitlichen Wirkungen wichtigsten Bestandteile der Lapacho-Rinde, das *Lapachol*, das bis heute großes internationales Interesse bei Wissenschaftlern findet, wie sich aus der eindrucksvollen Anzahl der Studien dazu unschwer entnehmen läßt.

Nur zwölf Jahre später konnte *S. C. Hooker* die chemische Struktur von Lapachol genau beschreiben, und *L. F. Fieser* stellte diesen Wirkstoff im Jahre 1927 synthetisch im Labor her.

Bereits im Jahr 1873 äußerte sich der Wissenschaftler *Dr. Joaquin Almeida Pinto* sinngemäß über *Pau d´Arco* (regionales Synonym für Lapacho) wie folgt: „Es läßt sich als fiebersenkendes Mittel verschreiben. Die Rinde kann zur Therapie von Geschwüren angewendet werden. Außerdem hilft Lapacho bei Geschlechtskrankheiten und Rheuma, Hauterkrankungen, insbesondere Ekzemen, Herpes und Räude."

Besonders hervorgetan hat sich bei der Erforschung der Heilkräfte des „Göttlichen Baumes" der Botaniker *Dr. Theodoro Meyer* (1911 bis 1972) aus Argentinien, der über Jahrzehnte im wesentlichen vergeblich versuchte, die medizinische Fachwelt von der Wichtigkeit der Lapacho-Rinde als hochwirksames und praktisch unschädliches Tonikum und Arzneimittel zu überzeugen. Der engagierte Forscher war während eines Studienaufenthaltes bei den für ihre Heilertradition international berühmten *Callawaya-Indios* auf Lapacho aufmerksam geworden. Verbittert über die fast komplette Ignoranz der Kollegenschaft verstarb der Forscher 1972. Erst heute wird sein Lebenswerk immer mehr geschätzt.

Bei den Callawaya-Indios lernte Dr. Theodoro Meyer den Lapacho kennen

Ungefähr 1960 behandelte der brasilianische Arzt *Dr. Orlando di Santi*, seinen im Hospital von Santo Andre (Vorstadt von Sao Paulo) liegenden krebskranken Bruder mit in Wein aufgekochtem und anschließend mit frischem Orangensaft versetzten Lapacho-Tee. Obwohl schon praktisch von den Medizinern aufgegeben, konnte der Patient sich in kurzer Zeit erholen und überlebte die schwere Erkrankung. Durch den beeindruckenden Erfolg mutig geworden, begann Dr. Orlando di Santi auch andere Krebspatienten im Hospital mit „seiner" Lapacho-Kur zu behandeln. Bald schon schlossen sich ihm weitere Kollegen an, und es wurde ein regelrechtes Forschungsprojekt daraus. Nach einigen Monaten konnte die Gruppe eindrucksvolle Behandlungserfolge bei mehreren Patienten nachweisen. Besonders signifikant erschien den Ärzten, daß die durch die Krebserkrankungen bedingten oft grauenhaften Schmerzen sehr häufig schnell von Lapacho gestillt oder zumindest wesentlich gebessert wurden. In einigen Fällen fanden durch den Tee und die Extrakte des Göttlichen Baumes komplette Rückbildungen der Krebssymptome in nur vier Wochen statt.

Noch heute ist, letztlich inspiriert durch die Pionierarbeit der Ärztegruppe des Krankenhauses von Santo Andre, bei einigen Krebsarten und vielen Infektionserkrankungen die Behandlung mit Lapacho in Brasilien beinahe eine Standardtherapie, die viele Ärzte regelmäßig einsetzen.

Leider wurde staatlicherseits den brasilianischen Ärzten Ende der 60er Jahre verboten, sich öffentlich über die Heilungserfolge, Kuren und mögliche Anwendungen von Lapacho zu äußern, nachdem einige Interviews mit in der Lapacho-Forschung führenden Medizinern wie *Prof. Dr. Walter Accorsi* zu einem geradezu enormen Interesse der Bevölkerung an dem Thema geführt hatte. Die Regierung wollte wohl Gefahren für die Volksgesundheit durch laienhafte Behandlung schwerer Erkrankungen vermeiden. Doch wie so oft in ähnlichen Fällen rund um die Welt wurde auch hier wohl eher das Kind mit dem Bade ausgeschüttet.

Erst 1981 gelangte wieder Kunde über den aktuellen Stand der brasilianischen Lapacho-Forschung durch einen ausführlichen Bericht von *Alec de Montmorency* an die Öffentlichkeit. Auch international fand die Dokumentation diesmal sogar in wissenschaftlichen Kreisen reges Interesse.

Erwähnenswert ist noch ein weiterer Beitrag aus der Zeit Ende der 60er Jahre zur Lapacho-Forschung in Form von Praxisberichten von anderer Seite, diesmal aus Argentinien. Der Arzt *Dr. Praz Ruiz* aus dem argentinischen Conceptión hatte drei Fälle von Blutkrebs (Leukämie) erfolgreich mit dem Rindentee behandelt und erntete für seine entsprechenden Berichte Anerkennung von Kollegen aus vielen Teilen der Welt.

Allerdings blieb insgesamt, vielleicht begründet durch Vorurteile gegenüber der Ethnomedizin, das Interesse an Lapacho in den westlichen Industrienationen bis zu Beginn der 80er Jahre eher gering. Seitdem ist allerdings geradezu eine Lapacho-Welle entstanden. Besonders hervorzuheben ist meines Erachtens die ausgezeichnete Arbeit von Dr. B. Kreher aus dem phytotherapeutischen Arbeitskreis von Prof. Dr. H. Wagner: „Chemische und immunologische Untersuchungen der Drogen Dionea muscipula, Tabebuia avellanedae, Euphorbia resinifera und Daphne mezereum." Dissertation; München (1989). Darin wird erstmals eine genaue und ausführliche Beschreibung der Inhaltsstoffe der inneren Rinde des Lapacho-Baumes sowie eine Studie über einige wichtige immunologische Wirkungen vorgelegt.

Exkurs: Die vielen Namen des „Göttlichen Baumes"

Der Lapacho-Baum ist in Südamerika in seinen über 100 Unterarten weitverbreitet und kommt sogar in den südlichen Regionen der USA vor. In den verschiedenen Gebieten ist er unter unterschiedlichen Namen bekannt. Einige davon sind:

- Amapa (Mexiko)
- Cortez (Honduras, Nicaragua, Costa Rica)
- Guayacan (Panama)
- Guayacan polvillo (Kolumbien)
- Flor Amarillo (Venezuela)
- Greenheart (Surinam)
- Madera Negra (Ecuador)
- Tahuari (Peru)
- Ipe (roxo) (Brazil)
- Lapacho negro/Pau d´Arco (Argentinien, Paraguay)

Nicht nur die Wissenschaft zeigt bis heute ein ständig zunehmendes Interesse an dem wohlschmeckenden südamerikanischen Rindentee. Ebenso hat er Millionen von gesundheitsbewußten Laien von Japan über die USA bis hin nach Europa begeistert. In praktisch jedem Naturkostladen, jedem Reformhaus ist er mittlerweile zu finden. Es gibt ihn als Teebeutel und auch schon als Bestandteil von Cremes. Ebenso taucht er in immer mehr Fitneßgetränken als Bestandteil auf.

Lapacho hat seinen Siegeszug rund um die Welt angetreten

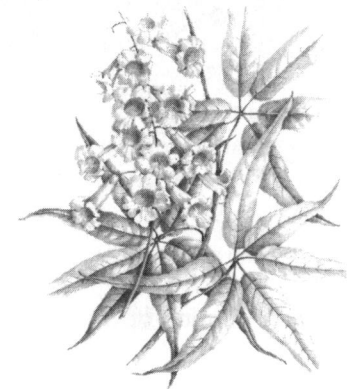

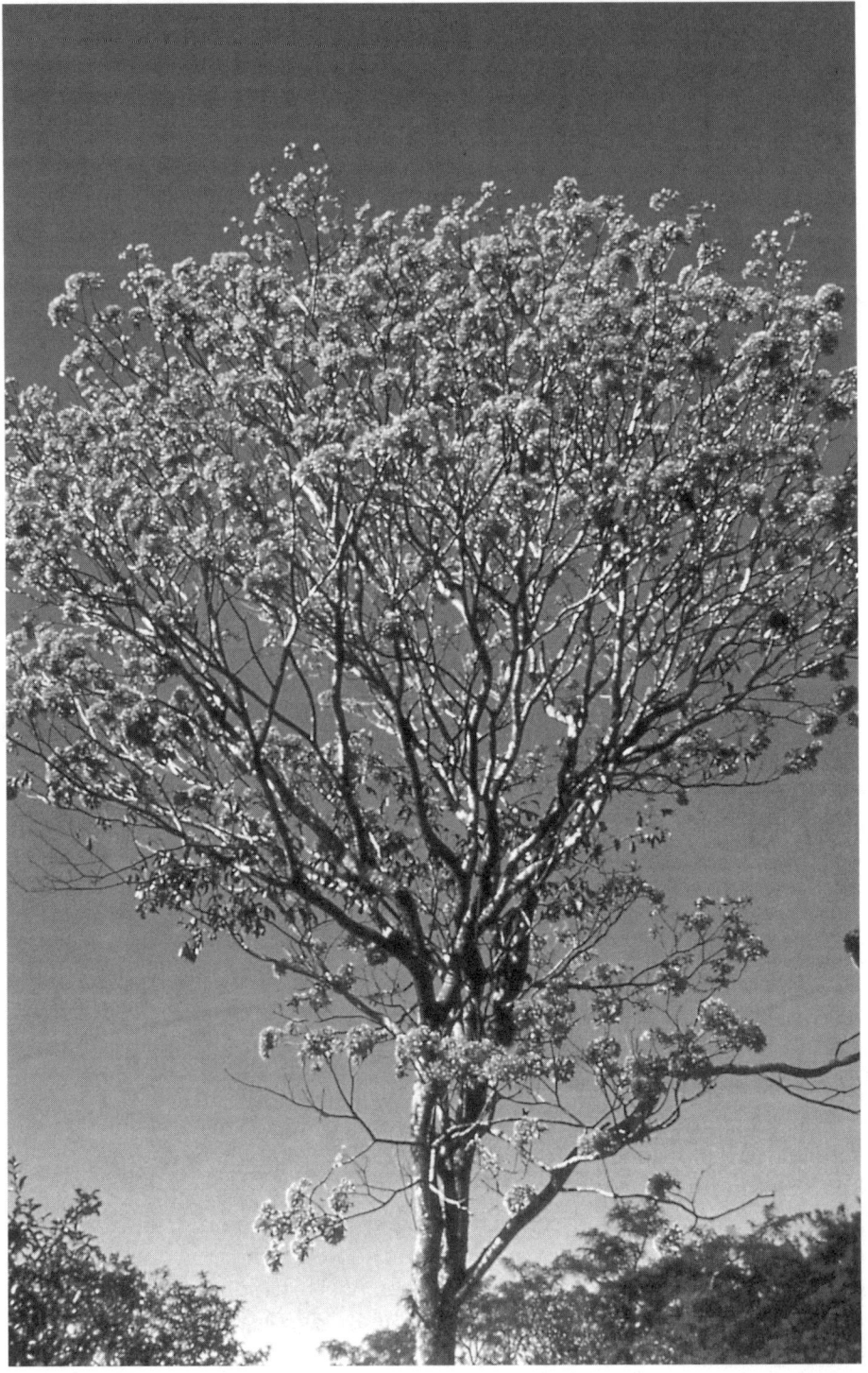

Kapitel 2

Wie Lapacho wirkt

Es ist nicht ganz einfach zu beschreiben, worin die sanfte und breit angelegte gesundheitsfördernde Heilkraft des Lapacho-Tees besteht. Man kann seine sämtlichen bisher bekannten Wirkstoffe chemisch isolieren und ihre arzneilichen Eigenschaften austesten – es wird sich kein schlüssiges Gesamtbild ergeben. Manche Substanzen scheinen praktisch wirkungslos im Laborversuch zu sein, andere haben zwar auch „solo" positive Effekte zum Beispiel auf das menschliche Immunsystem vorzuweisen, sind aber getrennt von den in der Lapacho-Pflanze enthaltenen Begleitstoffen recht unverträglich.

Außerdem sind in der inneren Rinde des „Göttlichen Baumes" von praktisch allen Substanzen nur sehr kleine Mengen enthalten, die nach den zur Zeit vorherrschenden Ansichten der etablierten Wissenschaft kaum für die tiefgreifende gesundheitsfördernde Wirkung ausreichen könnten. Eine Ausnahme macht der phytotherapeutische Arbeitskreis von Prof. Dr. H. Wagner und Dr. R. Seitz (Universität München). Das Forscherteam zeigte, daß gerade sehr geringe Konzentrationen bestimmter Stoffe gute immunstimulierende Wirkungen enfalten können. Im übrigen sind die umfangreichen vitalisierenden Effekte mehr als ausreichend durch entsprechende Studien und weltweit sicher in die Hunderttausende gehenden Erfahrungsberichte belegt.

Stoffe in geringer Konzentration entfalten eine große Wirkung

Gerade das Konzert der Vielzahl von organischen und anorganischen Komponenten in der inneren Rinde im Zusammenhang mit ihrer im Vergleich zu diesbezüglichen schulmedizinischen Ideen geringen Konzentrationen scheint für die besondere Heilkraft und gute Verträglichkeit des Rindentees verantwortlich zu sein.

Tja, Mutter Natur hat eben doch noch eine ganze Menge Geheimnisse versteckt, die wir Menschen erst ganz, ganz langsam etwas besser verstehen lernen. Viel hilft nicht immer viel. Oft kommt es wesentlich mehr auf die Qualität und die Komposition an!

Bild S. 12: ein blühender Lapacho-Baum

Weiter unten in diesem Kapitel habe ich einen Überblick über die verschiedenen speziellen Wirkungen des Lapacho-Tees erstellt, um ein besseres Verständnis seiner Heilkräfte zu ermöglichen.

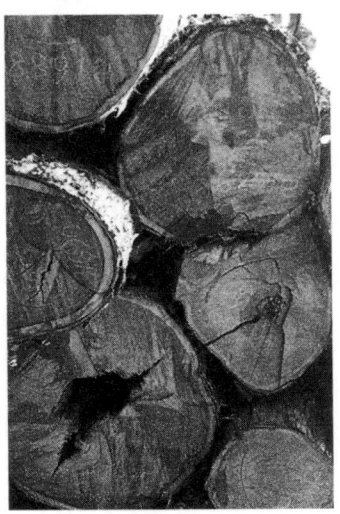

Kernholz und äußere Rinde gehören nicht in den Lapacho-Tee, dessen Qualitätsmerkmal allein die Verwendung der weichen inneren Rinde ist

Warum gerade die innere Rinde des Lapacho-Baumes zur Zubereitung von gesundheitsförderndem Tee verwendet wird

In der inneren Rinde sind die Lebensprozesse der Pflanze besonders intensiv; der Stoffwechsel läuft hier auf Hochtouren, um den Körper des Baumes nicht nur vor eindringenden Krankheitserregern zu schützen, sondern auch, um weiter Holz aufzubauen, etwaige Wunden heilen zu können und Nährstoffe zu den verschiedenen Bereichen zu transportieren. Kein Wunder, daß besonders die innere Rinde von Bäumen und Sträuchern von Ethnoheilern zur Zubereitung von Medizinaltees oder vitalisierend wirkenden Getränken verwendet wird.

Es ist übrigens ein wesentliches Qualitätsmerkmal für die Wirksamkeit von Lapacho-Tee, daß zu seiner Herstellung wirklich *nur* die weiche innere Rinde verwendet wird – und nichts vom Kernholz oder der harten äußeren Rinde.

In den letzten Jahren sind verschiedene Untersuchungsmethoden entwickelt worden, mit denen sich minderwertiger Lapacho-Tee und auch Fälschungen sicher identifizieren lassen. Auch hier hat sich besonders Dr. Kreher von der Universität München verdient gemacht.

Die zerkleinerte innere Rindendroge kann zu einem köstlichen Lapacho-Tee aufgegossen werden

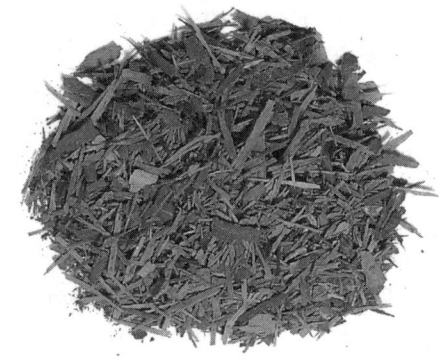

Die wirksamen Substanzen im Lapacho-Tee

In der inneren Rinde des „Göttlichen Baumes" sind sehr viele unterschiedliche Stoffe enthalten. Neben Vitaminen, Mineralstoffen und Spurenelementen sind hierbei zum Beispiel die sogenannten *Saponine* (Seifenstoffe) anzuführen, die sich für kurze Zeit als schillernder Schaum zeigen, wenn man das Getränk in ein Gefäß gießt. Ähnliche Effekte lassen sich unter anderem auch bei Schwarztee beobachten. Seifenstoffe wiederum gibt es sehr unterschiedliche. Die im Lapacho enthaltenen stehen in dem Ruf, durch die Verbesserung der Aufnahme von Nährstoffen im Dünndarm nicht nur zur Wirkungsverbesserung anderer Heilpflanzentees beizutragen, weswegen der Rindentee auch gern in der Ethnomedizin mit anderen Kräutern kombiniert wird, sondern auch Pilze aus dem menschlichen Organismus vertreiben zu können und tumorhemmende Wirkungen zu besitzen. Zu dem letzteren Effekt gibt es Untersuchungen eines japanischen Forscherteams, das sich einige der Seifenstoffe sogar als Anti-Tumorpräparate patentieren ließ.

Veratrumsäure, Vanillinsäure, Cumarine und *Bioflavonoide* sind ebenfalls in der Lapacho-Rinde enthalten und tragen zu der positiven Wirkung auf den menschlichen Stoffwechsel bei. Außerdem sind diese Stoffe zu einem großen Teil für den ausgezeichneten Geschmack, zum Beispiel nach Vanille (= Vanillinsäure), verantwortlich.

Einen überragenden Beitrag zu den vielseitigen gesundheitsfördernden Wirkungen von Lapacho steuert der sogenannte „A-Faktor" und der „N-Faktor" bei. Hinter diesen mysteriösen Kürzeln verbergen sich *Naphtachinone* (N-Faktor) und *Anthrachinone* (A-Faktor). Nur in wenigen Pflanzen tauchen diese beiden für die Gesundheit wichtigen Wirkstoffkombinationen zusammen und in ausgewogenem Verhältnis auf. Lapacho verdankt mit Sicherheit einen großen Teil seiner außergewöhnlichen Eigenschaften dieser besonderen Zusammenstellung des A- und des N-Faktors.

Saponine verbessern die Aufnahme von Wirkstoffen im Dünndarm

Vergleiche dazu auch die Lapama-Rezeptur in Kapitel 3

15

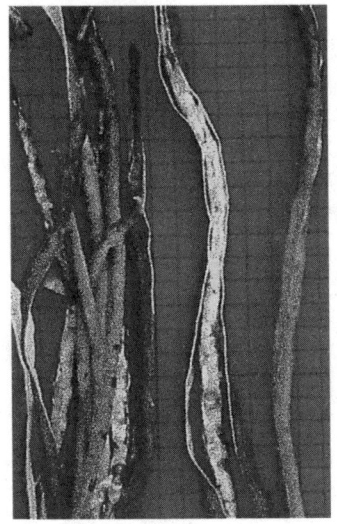 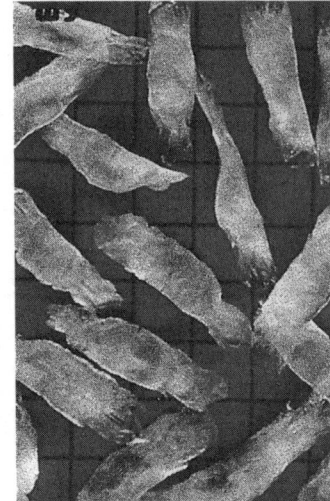 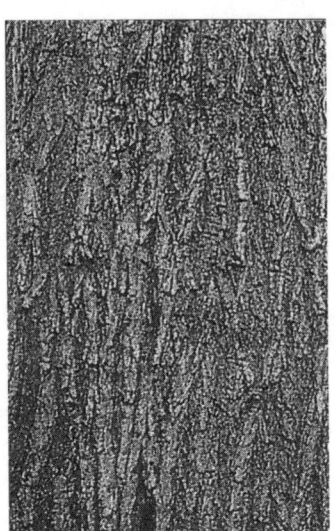

Die Abbildungen zeigen von links nach rechts: die Frucht-kapseln, die geflügelten Samen und die äußere Rinde

Folgende *Anthrachinone* sind im Lapacho vorhanden

- 2-Formylanthrachinon
- 2-Carboxylanthrachinon
- 2-Acetoxymethylanthrachinon
- 1-Hydroxyanthrachinon
- 2-Hydroxymethylanthrachinon
- 2-Hydroxy-3-methylanthrachinon
- 1-Methoxyanthrachinon
- 2-Methylanthrachinon (Tectochinon)
- Tabebuin

Folgende *Naphtochinone* sind im Lapacho enthalten

- Lapachol (Tecomin)
- Lapachonon
- alpha-Lapachon
- beta-Lapachon
- Dehydro-alpha-lapachon (Xyloidon)
- Deoxylapachol
- Lapachenol
- Lapacholmethylether
- 2-Methyl-3-(,-dimethylallyl)-1,4-naphtochinon (Menachinon-1)

Lapacho als Arzneipflanze „wiederentdeckt"

Die abführende Wirkung

Wird die innere Rinde des Lapacho-Baumes regelmäßig zum Beispiel als Tee angewendet, normalisiert sich bei Verstopfung der Stuhlgang. Hervorgerufen wird dieser Effekt aller Wahrscheinlichkeit nach durch die in der Rinde in größerer Menge enthaltenen Anthraquinone und Naphtoquinone (A- und N-Faktor). Trotz der generell abführenden Wirkung von Lapacho wird beim Gesunden kein Durchfall ausgelöst. Die Tätigkeit der Darmmuskulatur, die wesentlich für einen guten Stuhlgang ist, wird durch regelmäßigen Lapacho-Genuß unterstützt. Anhaltende oder häufig wiederkehrende Verstopfung belastet das Immunsystem des menschlichen Körpers, die Leber und die Blutzirkulation im Bauch und Beckenbereich. Deswegen sollte eine entsprechende Neigung ernst genommen und behandelt werden.

Lapacho verbessert die Tätigkeit der Darmmuskulatur

Die krebshemmende Wirkung

Neben dem Anti-Tumorwirkstoff *Lapachol*, der wahrscheinlich über die Blockade der Erzeugung von für die Zellteilung von Tumorzellen wichtigen Stoffen (zum Beispiel: *Pyrimidine*) das Wachstum von Krebs unterbinden kann, ist u. a. sicher eine andere Eigenschaft von Lapacho diesbezüglich sehr wichtig: die Produktion von roten Blutkörperchen anzuregen und somit die Sauerstoffversorgung der Zellen mitunter wesentlich zu verbessern. Dazu kommt sein Eisengehalt – denn Eisen ist ebenfalls für den Sauerstofftransport im menschlichen Organismus notwendig. Die schon weiter oben erwähnten Saponine besitzen ebenfalls wie *Lapachol* tumorhemmende Eigenschaften. Weitere Antikrebs-Stoffe in der inneren Rinde des Göttlichen Baumes sind alpha- und beta-Lapachon sowie Xyloidon. Beta-Lapachon kann einigen Forschungen zufolge wahrscheinlich in Krebszellen einen für diese tödlichen Prozeß einleiten, der als „Lipide Peroxydation" bekannt ist.

Im Zusammenspiel mit den begleitenden Bio-Flavonoiden, den Vitaminen, Mineralstoffen und Spurenelementen wird die Wirkung wahrscheinlich optimiert. Denn wie schon weiter oben erklärt, können die einzelnen In-

Lapacho regt die Produktion von roten Blutkörperchen an

Wichtige Inhaltsstoffe des Lapacho mit gesundheitsfördernden Wirkungen sind Xyloidon und Lapachol

haltsstoffe in isolierter Form keine auch nur annähernd so starke und ganzheitlich-sanfte Heilkraft entfalten wie der Tee aus der Rinde, obwohl sie im Tee oft nur in geringen Spuren enthalten sind.

Lapacho ist sehr gefährlich für Krebszellen – gesunde Zellen aber haben nicht unter ihm zu leiden!

Lapacho regt den gesamten Organismus zur Entgiftung an und fördert damit die Entwicklung eines für Krebszellen unangenehmen biologischen Umfeldes. In einem ansonsten vitalen und gut mit Sauerstoff versorgten, nicht-übersäuerten Körper kann sich normalerweise kein Tumor lange halten.

Die Natur bringt schon erstaunliche Wirkstoffe hervor: So tödlich Lapacho für Tumorzellen erwiesenermaßen sein kann – er hat keinerlei schädliche Einflüsse auf gesunde Zellen. Gerade diese Eigenart macht ihn so interessant für die Krebstherapie und rückt ihn in die Nähe der bereits besser bekannten Mistel als Krebsarznei.

Die schmerzlindernde Wirkung

Lapacho kann Stauungen und Spannungen im Organismus lösen

In einer großen Anzahl von Erfahrungsberichten über die Anwendung von Lapacho wird die schmerzlindernde Wirkung hervorgehoben, die sich besonders bei der Behandlung von einigen Krebsarten zeigt. So zum Beispiel Brust-, Leber- und Prostatakrebs. Auch Arthritisschmerzen sprechen im allgemeinen gut auf den Rindentee an. In der Karibik wird er sogar bei Zahnweh verwendet.

Da Lapacho prinzipiell spannungs- und stauungslösenden Einfluß auf den Organismus hat, und Schmerzen ja oft durch Verkrampfung und Stauungen aller Art ausgelöst werden, erklärt sich der schmerzlindernde Effekt wohl über diesen Wirkungsmechanismus.

Die Wirkungsbeschreibungen des Lapacho-Rinden-Tees sollten keinesfalls als eine Aufforderung zur Behandlung ernster Erkrankungen durch Laien verstanden werden. Bei allen Symptomen, die auf ein schweres Leiden hindeuten könnten, sollte umgehend zum Besten des Patienten ein naturheilkundlich versierter Mediziner hinzugezogen werden

Antimikrobielle/antiparasitäre Wirkung

Gram-positive und auch säurefeste Bakterienstämme wie zum Beispiel *B. subtilis* und *M. pyogenes aureus* werden von Lapacho an der Vermehrung gehindert und unter anderem durch die von der heilsamen Rinde angeregten Stoffwechselaktivitäten zerstört. Hefe- und anderen Pilzen sowie verschiedenen Arten von Parasiten wirkt Lapacho ebenfalls effektiv entgegen, zum Teil direkt, zum Teil indirekt über die Aktivierung des körpereigenen Immunsystems. Pilzinfektionen werden besonders durch den im Rindentee enthaltenen N-Faktor und die Saponine sowie Xyloidon bekämpft.

Sogar in bezug auf die Behandlung von Malaria, Amöbenruhr und Trichomonaden erweist sich der Tee aus der Rinde des „Göttlichen Baumes" verschiedenen Berichten nach als effektiv. Bereits in den 40er Jahren belegten Forschungsberichte die Heilkraft des im Lapacho enthaltenen N-Faktors, insbesondere des Lapachols.

Der „N-Faktor", das ist eine für die Gesundheit wichtige Wirkstoffkombination (Naphtochinone), die in Lapacho in ausgewogenem Verhältnis vorkommt

Antivirale Wirkungen

Allgemein aktiviert der Rindentee das Immunsystem und fördert praktisch alle Entgiftungs- und Entschlackungsprozesse im Körper. Darüber hinaus hilft er zusätzlich auf direktem Wege im Kampf gegen Virusinfektionen aller Art.

Besondere Beachtung verdient meiner Ansicht nach die Wirkung von Lapacho auf drei sehr gefährliche Arten von Viren: Herpes, Epstein-Barr und HIV.

Maßgeblich für die diesbezügliche Heilkraft ist wohl das zum N-Faktor zu rechnende *beta-Lapachon*. Es behindert nämlich die DNA- und RNA-Synthese in den Viren – und damit natürlich deren Vermehrung.

Lapacho bekämpft Herpes, Epstein-Barr und HIV

Lapacho als Antioxidans

Einige Forschungen zeigen deutlich die Fähigkeiten des Rindentees auf, die Bildung von freien Radikalen im Organismus zu unterbinden. Freie Radikale sind Moleküle, die eine hohe Bindungskapazität haben und sich deswegen sehr aggressiv mit verschiedensten Substanzen chemisch vereinigen. Diese werden dadurch natürlich bedeutend verändert und stehen dem Stoffwechsel für die Aufrechterhaltung der normalen, gesunden Funktionen dann nicht mehr in ausreichender Menge zur Verfügung. Zellwände werden durch freie Radikale geschädigt, das Immunsystem des Körpers wird geschwächt, die Bildung von Tumorzellen unterstützt und Stoffwechselentgleisungen, die

Lapacho wirkt der Entstehung freier Radikale entgegen

zu Arthritis führen können, begünstigt. Freie Radikale lassen Zellen und Gewebe weiterhin wesentlich schneller altern. Regelmäßiger Genuß von Lapacho kann der Bildung dieser Störenfriede durch falsche Ernährung und chemische oder physikalische Umwelteinflüsse sowie ihren mannigfaltigen schädlichen Wirkungen einen Riegel vorschieben.

Die hohe Wirksamkeit von Lapacho-Rinde bezüglich des Hautkrebses ließe sich so zu einem guten Teil erklären. Denn disharmonische Umwelteinflüsse wie etwa zu starke und zu lang anhaltende Sonnenbestrahlung bewirken in der Haut die Bildung großer Mengen von freien Radikalen. Diese wiederum schädigen die Hautzellen und können die Entstehung von Krebszellen fördern. Auch in diesem Fall scheint der Wirkstoff *Lapachol* eine Schlüsselrolle als hochwirksames Antioxidans zu spielen.

Entzündungshemmende Wirkungen

Lapacho hilft dem Körper bei der Entgiftung

Lapacho ist unter den Ethnoheilern Südamerikas als wirksames Fiebermittel von alters her bekannt. Neben seiner das Immunsystem stärkenden und Mikroben direkt und indirekt abtötenden Wirkung löst er auch Stauungen im Gewebe auf und hilft dem gesamten Organismus bei der Entgiftung. Je weniger „Giftdepots" und Schlacken dann im Körper zu finden sind, desto geringer ist die Notwendigkeit zur Zwangsentgiftung über Entzündungen und Fieber.

Ja, Fieber ist tatsächlich eine das Überleben sichernde Funktion des Körpers. Es sollte erst bei etwa 40 Grad Celsius behandelt werden, damit es nicht zu Problemen kommt. Bei Kindern, deren Stoffwechsel noch nicht durch unangemessene Ernährung und chemische Arzneien geschädigt ist, läßt sich dieser Selbstreinigungsprozeß noch häufiger beobachten. Und Eltern, die ihren Sprößlingen etwas Gutes tun wollen, sollten sich für den Hausgebrauch im Bereich der Naturheilkunde fortbilden, damit sie nicht „des Guten zuviel" tun und bei jedem Anflug von Fieber gleich nach Antibiotika und fiebersenkenden Mitteln wie Paracetamol rufen.

Übrigens: Nach meiner Erfahrung brauchen Menschen, die regelmäßig Lapacho genießen, selten Infektionskrankheiten und Fieber, um sich zu entgiften. Die Gesundheit stabilisiert sich im Gegenteil zunehmend.

Eine stabile Gesundheit dank Lapacho

Wundheilung

Durch die im letzten Absatz genannten Eigenschaften und zusätzlich durch die Kraft der im Rindentee des „Göttlichen Baumes" enthaltenen Gerbstoffe läßt sich Lapacho wunderbar innerlich und äußerlich zur Heilung von Wunden aller Art einsetzen.

Hilfreich gegen Nebenwirkungen vieler Medikamente

Aus noch weitgehend unbekannten Gründen hat Lapacho, wie immer wieder seit Jahren weltweit durch Erfahrungsberichte von Anwendern und verschiedene klinische Studien aufgezeigt wird, die Eigenschaft, lästigen und zum Teil sogar als bedrohlich für die Gesundheit einzuschätzenden Nebenwirkungen von schulmedizinischen Arzneien wie Chemotherapeutika (Krebs), Kortison und Antibiotika effektiv entgegenzuwirken. So werden zum Beispiel Verluste von Kopfhaar, Störungen der gesunden Funktionen des körpereigenen Immunsystems sowie Schmerzen, Verdauungsstörungen und Unwohlsein wesentlich gemindert, oft sogar beseitigt. Oder sie entstehen erst gar nicht.

Lapacho lindert die schädigenden Wirkungen chemischer Medikamente

Weitere für die Gesundheit günstige Effekte von Lapacho

Insgesamt wirkt der Tee aus der inneren Rinde des „Göttlichen Baumes" bei regelmäßigem Genuß stärkend, macht geistig wacher und stabilisiert das Abwehrsystem sowie alle wichtigen Organfunktionen wie zum Beispiel die Verdauung.

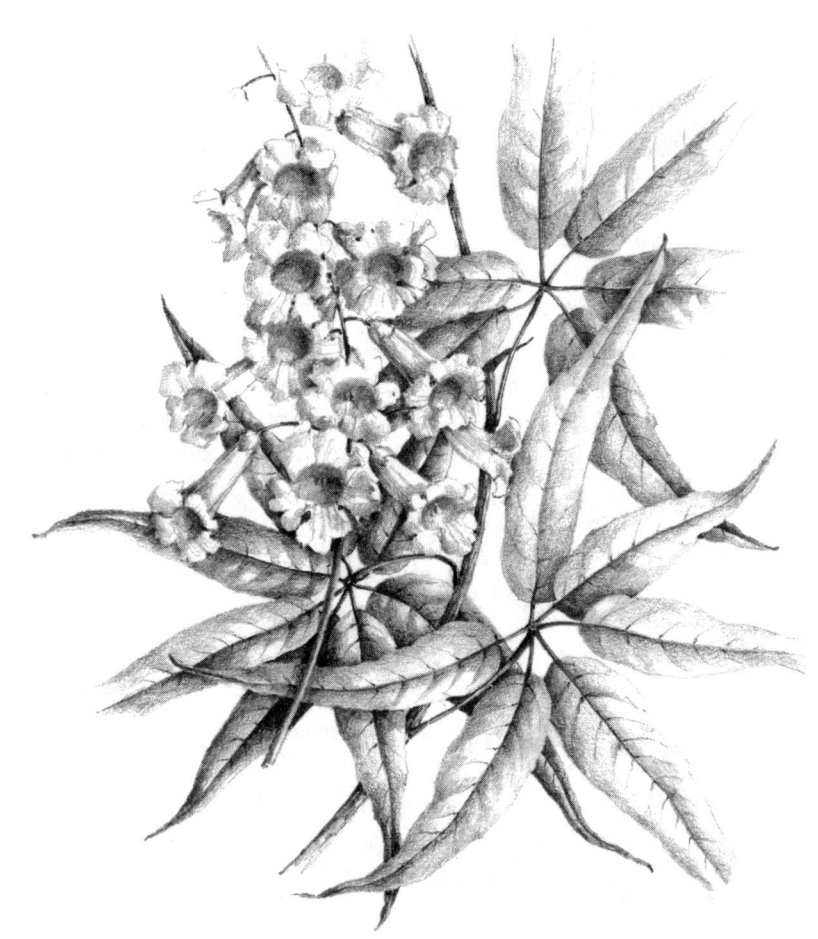

Exkurs: Die Inhaltsstoffe von Lapacho in der Übersicht

- Aluminium
- Anthraquinone
- Ascorbinsäure (Vitamin C)
- Beta-Carotin
- Beta-Sitosterol
- Calcium
- Chrom
- Chrysophansäure
- Dehydrisolapachone
- Dehydro-Alpha-Lapachone
- Dehydrotectol
- Eisen
- Fette
- Kalium
- Kobalt
- Kohlenhydrate
- Lapachol
- Magnesium
- Mangan
- Naphtoquinone
- Natrium
- Niacin
- Phosphor
- Proteine
- Riboflavin
- Selen
- Silizium
- Thiamin
- Zink
- Zinn

In der Ethnomedizin Südamerikas bekannte gesundheitliche Wirkungen der inneren Rinde des Lapacho-Baumes gegen:

- Allergien
- Arthritis
- Atemwegserkrankungen
- Blutzirkulation, zu schwache
- Bettnässen
- Candida-Infektionen
- Diabetes
- Ekzeme
- entzündliche Erkrankungen
- Erkältungskrankheiten
- Fieber
- Gastritis (Entzündung der Magenschleimhaut)
- Geschwüre
- Gesichtshautgeschwüre
- Grippe / grippale Infekte
- Harnverhaltung (Dysurie)
- Hodgkinsche Erkrankung (Lymphogranulomatose)
- Infektionen aller Art
- Inkontinenz
- Krebs
- Lebererkrankungen
- Leukämie (Blutkrebs)
- Lungenentzündung
- Lupus (Autoimmunerkrankung)
- Magen-/Darmerkrankungen
- Osteomyelitis (Knochenmarksentzündung)
- Parkinsonsche Erkrankung
- Pilzinfektionen
- Prostataentzündung
- Psoriasis
- Krankheiten des rheumatischen Formenkreises
- Ruhr
- Schmerzen
- Stomatitis (Entzündung der Mundschleimhaut)
- Syphilis
- Tuberkulose
- Vaginalinfektionen (zum Beispiel Trichomonaden)
- Verbrennungen
- Verstopfung
- Warzen
- Wunden aller Art
- Zellmutationen

Die hervorragenden Heilwirkungen sind besonders folgenden Eigenschaften des „Göttlichen Baumes" zu verdanken:

- adstringierend
- antibakteriell
- antimikrobiell
- Antioxidans, gegen freie Radikale
- antiparasitär
- antiviral

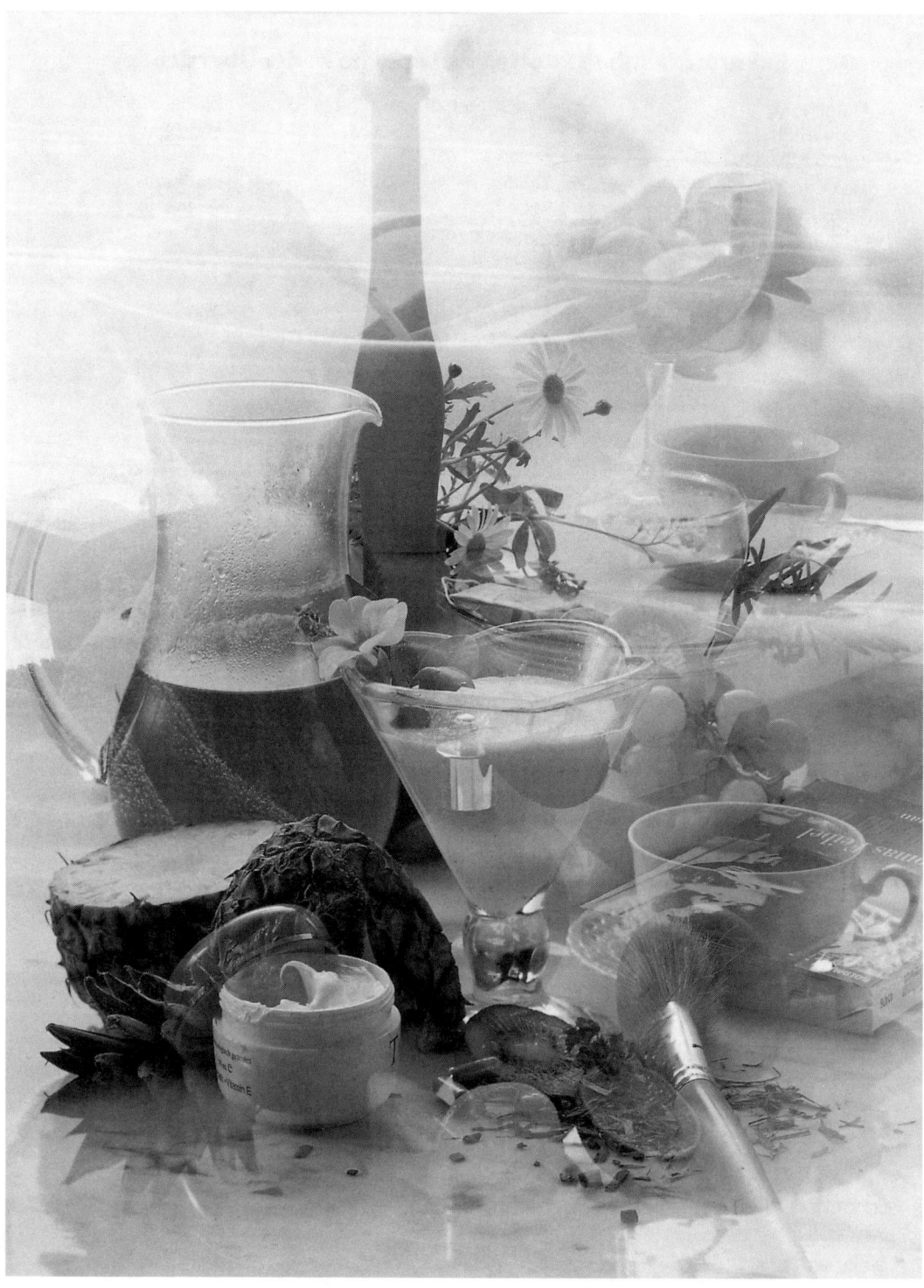

Kapitel 3

Lapacho-Rezepte

Das Grundrezept

Ungefähr 1 Liter Wasser zum Kochen bringen bis Blasen aufsteigen – aber nicht brodeln lassen! Dann, je nach Geschmack, ein bis zwei gestrichene Teelöffel geschnittene Lapacho-Rinde zugeben und etwa 5 Minuten abgedeckt köcheln lassen. Vom Herd nehmen und nun weitere 15 bis 20 Minuten ziehen lassen. Das jetzt fertige Getränk durch ein feinmaschiges Sieb oder ein Leintuch in das Vorratsgefäß gießen. Es sollten, falls der Tee nicht alsbald aufgebraucht wird, möglichst wenig Rindenteilchen in dem Getränk verbleiben, da es sonst bei längerem Stehen nachbittert. Deswegen die Prozedur mit dem Leintuch. Wird der Tee umgehend getrunken, ist dies nicht so wichtig. Im Gegenteil: die Rinde ist ja reich an wertvollen Wirkstoffen!

Den Tee nicht zu heiß trinken. Körperwarm oder kühl ist optimal.

Vor kurzem habe ich ein weiteres Grundrezept aus Brasilien bekommen, das dort in der Bevölkerung verbreitet ist:

Für einen Liter Lapacho-Tee wird ein ganzer gestrichener Eßlöffel der Rinde verwendet, die in das sprudelnde, aber nicht wallende Wasser gegeben wird. Die Hitze auf die kleinste Einstellung zurückdrehen und das Ganze abgedeckt ungefähr fünfzehn Minuten kochen lassen. Aufpassen, daß der Tee nicht brodelt! Dann den Topf vom Feuer stellen und – weiterhin zugedeckt – noch etwa 20 Minuten ziehen lassen. Den nun fertigen Tee durch ein Leintuch oder ein feinmaschiges Sieb in das Serviergefäß gießen. Auf Trinktemperatur – etwa lauwarm oder kälter – abkühlen lassen. Wohl bekomm´s!

Möglicherweise werden durch das längere Kochen mehr gesundheitsfördernde Inhaltsstoffe freigesetzt. Dazu liegen mir noch keine ausreichenden Erfahrungsberichte vor. Schmecken tut jedenfalls beides!

Lapacho-Tee muß 5–15 Minuten köcheln und anschließend noch weitere 20 Minuten ziehen, damit seine gesundheitsfördernden Inhaltsstoffe freigesetzt werden können

Vergleiche dazu auch Kapitel 4

Auch Ihre Pflanzen können von den Heilkräften der Lapacho-Rinde profitieren!

Bitte unbedingt beachten: Der Topf darf kein Aluminium enthalten, da der Tee sonst an positiven gesundheitlichen Wirkungen verliert.

Ach ja, und: der Sud kann entweder für Pflanzen verwendet werden, die wegen Wurzelfäule oder Schädlingen kränkeln. Oder er kann mit etwa 50prozentigem Zusatz von neuer Rinde für die nächste Teezubereitung gebraucht werden. Außerdem läßt der Sud sich auch gut für Kompressen oder als Badezusatz nutzen.

Lapacho und Yerba Maté = Lapama Vital-Power pur

Manchmal treten allergische Reaktionen wie Hautrötungen und Jucken bei der Verwendung von Lapacho in Bädern auf. In derartigen Fällen muß auf diese Art der Anwendung verzichtet werden. – Als Getränk kann er aber weiterhin verwendet werden

In der südamerikanischen Ethnomedizin werden Lapacho und Yerba Maté sehr gerne zusammen verwendet, da sie sich durch verschiedene Synergieeffekte gegenseitig in ihren Wirkungen steigern. Hier ist das richtige Rezept dazu:

Die Zubereitung von Lapama

Je nach Geschmack 1/2 bis 1 Teelöffel Lapacho-Rinde auf 1 Liter Wasser geben. So zum Kochen bringen, daß der Tee perlt, aber nicht brodelt, und dabei den Deckel auf den Topf setzen. Nach etwa 15 Minuten die Hitze abschalten und einen Teelöffel Yerba Maté zugeben. Abgedeckt ungefähr 20 bis 30 Minuten ziehen lassen.

Anwendung: Den von vielen als sehr wohlschmeckend beurteilten Vitaltrunk körperwarm oder kühl in einer Menge von zwei bis sechs Bechertassen täglich genießen.

Lapama – Der Super-Lapacho-Mix!

Nach den mir vorliegenden Erfahrungsberichten werden starke Entgiftungs- und Entschlackungsreaktionen durch Lapama hervorgerufen und generell die einzelnen Wirkungen von Lapacho und Yerba Maté verstärkt.

Die Lapacho-Gretchenfrage: Süßen oder nicht?

Viele sind heutzutage gewohnt, gesüßte Getränke zu genießen. Allerdings mindert die Zugabe von raffiniertem Zucker die positiven gesundheitlichen Wirkungen von Lapacho deutlich und ist, insbesondere für Diabetiker, sowieso aus naheliegenden Gründen indiskutabel. Honig und roher Rohrzucker sind zwar auch nichts für Zuckerkranke, vertragen sich aber schon besser mit den Heil-kräften von Lapacho. Ideal sind sie allerdings auch nicht in jedem Fall. Süßstoffen kann ich persönlich nichts abgewinnen, da sie mir allesamt einfach nicht schmecken. Außerdem sind sie einigen ernst zu nehmenden Quellen zufolge nicht gerade als gesundheitlich unbedenklich einzustufen. Meine Recherchen bezüglich eines idealen natürlichen Süßungsmittels führten mich nach vielen anfänglich aussichtsreich scheinenden, aber dann doch nicht tauglichen Entdeckungen zu einer – zumindest für mich – kleinen Sensation: *Stevia!*

Unsere üblichen Süßungsmittel sind allesamt nicht ideal

Und es gibt doch echte Süße ohne Risiko!

Bereits viele Jahrhunderte vor der „Entdeckung" Südamerikas durch den Genueser Seefahrer Kolumbus, der im Dienst der spanischen Krone einen neuen Seeweg nach Indien suchte, verwendeten zum Beispiel die in Paraguay beheimateten *Guarani-Indios* Stevia-Blätter, um ihren Maté zu süßen und wohlschmeckender zu machen. Die Gauchos übernahmen später den Brauch der pflanzenkundigen Ureinwohner und machten mit Stevia unter anderem bittere Medizinaltees genießbarer. Stevia ist nicht nur eindeutig in keiner Weise als giftig zu betrachten, sondern wird in der südamerikanischen Ethnomedizin sogar für verschiedene Heilzwecke eingesetzt. Es fördert unter anderem sanft die Verdauung und kann, äußerlich angewendet, zur rascheren Heilung von Wunden aller Art beitragen. Zwar schmerzt es direkt nach dem Auflegen der Blätter zunächst stärker, aber bald sinken die Schmerzen weit unter das übliche Niveau und die Heilung setzt ein. In neueren klinischen Forschungen wurde nachgewiesen, daß Stevia in der Lage ist, zu hohe Blutzuckerwerte zu senken und den Glucosetoleranzfaktor zu verbessern. Dies macht das süße Gewächs natürlich zu einer idealen Nahrungsergänzung für Diabetiker und Leute, die einer Zuckerkrankheit vorbeugen wollen (Alterszucker!) sowie an Candidiasis Erkrankten. Außerdem hat die gesunde Süße noch positive Wirkungen auf die Regulation der Funktionen der Bauchspeicheldrüse. Sie wirkt herzstärkend, vermindert Blähungen, erleichtert die Gewichtsnormalisierung, hilft bei der Entsäuerung des Stoffwechsels, normalisiert Bluthochdruck, reduziert den Säuregehalt des Urins und kann so-

„Stevia" ist eine wunderbare Nahrungsergänzung und in Südamerika seit Jahrhunderten bekannt

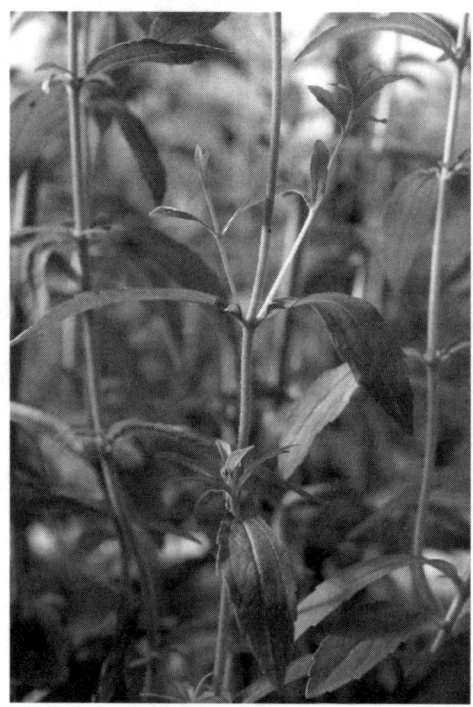

Ab August 1999 gibt es zu Stevia bei Windpferd ein hochinteressantes Buch von Barbara Simonsohn

gar noch das Abwehrsystem im Kampf gegen bakterielle Infektionen unterstützen.

Seit Jahrhunderten wird Stevia in weiten Bereichen Südamerikas angewendet – und es gibt keinerlei Berichte über schädliche Nebenwirkungen!

Stevia – kalorienarm und zugleich naturgesund genießen

In Japan wird der *Steviosid* genannte Extrakt der Pflanze in ständig wachsendem Umfang zum Süßen von Getränken, Genuß- und Nahrungsmitteln aller Art eingesetzt. Allein im Jahre 1996 verbrauchte die japanische Bevölkerung 200 Tonnen reinen Steviosids, was gleichbedeutend ist mit einem Anteil von etwa 41 % am gesamten japanischen Markt für Süßstoffe. Anders ausgedrückt wurden in diesem Jahr etwa 50 Millionen Kilogramm von herkömmlichem Raffinade-Zucker durch den Gebrauch des unschädlichen und in vieler Hinsicht gesundheitsfördernden Stevia-Extraktes eingespart. Bedeutende Wirtschaftsunternehmen wie Coca Cola und Beatrice Foods verwenden Stevia zum Süßen ihrer Produkte in Ländern wie Japan oder Brasilien, wo dies staatlicherseits zugelassen ist.

Stevia – Daten und Fakten

Die Stevia-Pflanze wird heute zu industriellen Zwecken in vielen Teilen der Welt angebaut. So zum Beispiel in China, Großbritannien, Israel, Japan, Kanada, Korea, Malaysia, den Philippinen, Taiwan, Thailand und der Ukraine.

Neben den vielen interessanten Eigenschaften der Stevia-Pflanze gibt es noch ein bedeutendes Argument für ihren industriellen Gebrauch als Süßungsmittel: sie ist deutlich billiger in bezug auf ihre Süßungskraft als beispielsweise Saccharin!

Die wichtigsten Eigenschaften des pflanzlichen Süßungsmittels Stevia auf einen Blick

- es ist absolut natürlichen Ursprungs
- es enthält keine Kalorien
- es ist ungefähr 300mal süßer als Zucker
- es hat einen sehr angenehmen Geschmack
- es ist hitzestabil bis 198 Grad Celsius, also auch zum Backen und Kochen geeignet
- es zersetzt sich nicht durch eigene Enzymaktivität
- es wirkt als Geschmacksverstärker in bezug auf parallel genossene Aromen
- es wirkt Karies und Zahnbelägen entgegen
- es ist gut in Wasser löslich

Wer Stevia mal ausprobiert hat, sei es zum Süßen von Getränken, Pudding, Schlagsahne oder Kuchen, wird den Geschmack als ausgezeichnet beurteilen.

Die Produkte aus der süßen Pflanze sind leider im deutschsprachigen Raum erst bei einigen wenigen engagierten Vertriebsunternehmen für moderne Nahrungsergänzungen und – selten – in einigen Bioläden zu finden. Ich hoffe, dies wird sich bald ändern. Entsprechende aktuelle Adreßlisten über Bezugsquellen stellt der Windpferd Verlag via Internet (http://www.windpferd.com) zur Verfügung.

„Stevia" ist bei uns leider noch weitgehend unbekannt

Eine Übersicht der in Stevia enthaltenen Vitalstoffe

- Aluminium
- Beta-Karotin
- Calcium
- Chrom
- Eisen
- Fette
- Kalium
- Kobalt
- Magnesium
- Mangan
- Natrium
- Phosphor
- Selen
- Silizium
- Vitamin C
- Zinn

Exkurs: Yerba Maté

**Yerba Maté enthält
Vitamine, Mineralstoffe
und Spurenelemente**

Diese südamerikanische Genuß- und Heilpflanze ist seit Urzeiten bei den Indios beliebt, die sie für die Zubereitung eines schmackhaften Alltagsgetränks und gesunden Wachmachers schätzen. Neuesten Forschungen zufolge enthält Yerba Maté nicht nur viele Vitamine, Mineralstoffe und Spurenelemente, sondern auch besondere Wirkstoffe, die das Immunsystem anregen, Allergien und Heuschnupfen entgegenwirken, Verstopfung lösen und generell auf den Organismus verjüngende Effekte ausüben.

Das in Yerba Maté enthaltene *Matéin* ist chemisch gesehen ein naher Verwandter des Koffeins. Anders als dieses hat Matéin zwar auch die aufmunternde Wirkung, macht aber definitiv *nicht* süchtig und stört nicht den gesunden Schlaf. Außerdem ist die in Maté enthaltene Menge an Matéin im Vergleich zum Koffein des Kaffees sehr gering. Die anregenden Eigenschaften von Yerba Maté gehen also auf eine Kombination von Matéin mit anderen Inhaltsstoffen zurück. Übrigens können sogar Menschen, die überempfindlich auf Koffein reagieren, Maté unbedenklich genießen. Wer Proble-

Wer auf Koffein überempfindlich reagiert, sollte einmal den Versuch mit Maté wagen – dem sanften Anreger, der den Schlaf nicht stört

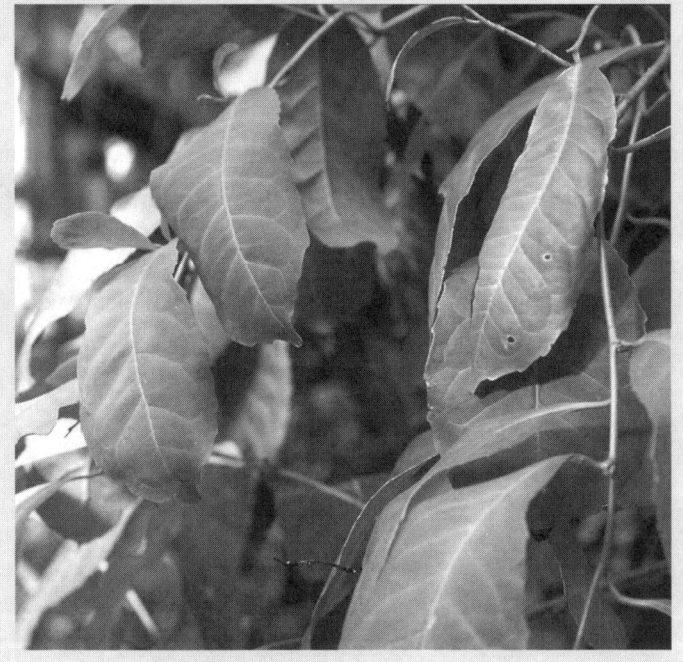

me mit dem Schlafen hat, wird durch regelmäßigen Matégenuß vielleicht sogar Hilfe finden. Denn Maté unterstützt die Normalisierung der Schlaf- und Wachzyklen.

Yerba Maté regt die Nierenfunktionen sanft an und hilft auf diese Weise dem Körper, überschüssige Wasseransammlungen aufzulösen. Auch auf die Normalisierung des Körpergewichts scheint er einen deutlichen Einfluß zu haben – regelmäßige Anwendung über mehrere Monate vorausgesetzt.

Die den Blutzuckerspiegel normalisierende Wirkung ist interessant für Diabetiker (unbedingt auf fachgerechte Einstellung der Insulingaben achten!) und auch für Leute, die nach dem Essen in ein Müdigkeitsloch fallen. Natürlich kann Maté auch beim Fasten helfen, da er Hungergefühle reduziert, sanft anregt, entschlackend wirkt und auf den Blutzuckerspiegel normalisierend einwirkt. Er hilft auch insofern beim Abnehmen, da er den Energiestoffwechsel anregt.

Die Herz-/Kreislauffunktionen werden gestärkt und zu hoher Blutdruck gesenkt.

Besonders hervorzuheben sind die positiven Einflüsse, die Maté auf den Verdauungstrakt ausübt. Verstopfung wird durch Maté schnell reguliert. Es wurde schon beobachtet, daß Maté auch zur Regeneration beschädigter Darmschleimhäute beitrug.

Yerba Maté enthält die folgenden Vitalstoffe: Beta-Carotin; die Vitamine A, C, E sowie den B-Komplex, Magnesium, Kalium, Calcium, Eisen, Mangan, Silizium, Phosphate, Schwefel, Chlorophyll, Cholin und Inositol.

Die Ethnomedizin Südamerikas kennt folgende Einsatzgebiete von Yerba Maté: Stärkung des Immunsystems, Blutreinigung, Stärkung des Nervensystems und Wiederherstellung der jugendlichen Haarfarbe.

Es gibt übrigens meines Wissens keine Kontraindikation zu Maté.

Yerba Maté hilft beim Abnehmen

Kontraindikation = Gesundheitliche Situation, in der ein bestimmter Stoff oder ein Nahrungsmittel nicht genossen werden darf

Lapacho mit Pflaumensaft

Einen Liter Lapacho-Tee nach dem Grundrezept zubereiten. Mit 1/4 bis 1/2 Liter reinem Pflaumensaft mischen,
etwas Zimt zugeben.

Eine leckere Variante läßt sich durch das Unterziehen
von Schlagsahne zaubern.

Lapacho mit Papaya-Püree

Unbedingt ausprobieren: Lapacho-Papaya-Fruchteis mit Ahornsirup

Auf 1 1/2 Liter nach dem Grundrezept zubereiteten Lapacho-Tee eine mittelgroße, reife Papaya geben, die
vorher im Mixer zusammen mit einigen Eiswürfeln fein
püriert wurde. Mit Stevia (für Diabetiker geeignet), Honig
oder braunem Rohrzucker (beides für Diabetiker *nicht*
geeignet) nach Geschmack süßen. Eisgekühlt besonders
gut als leckeres Sommermixgetränk.

Bei dem Genuß von Lapacho gibt es bei Leuten mit
empfindlichem Magen manchmal Probleme. In diesem Fall
lohnt es sich, dieses Rezept zu versuchen. Eventuell kann
pro Glas oder Bechertasse noch ein Eßlöffel Silicea-Gel zur
weiteren Verbesserung der Verträglichkeit beigegeben
werden.

Einen ganz eigenen, köstlichen Geschmack erhält der
Lapacho-Papaya-Mix wenn er mit Ahornsirup (*nicht* für
Diabetiker geeignet) gesüßt wird. Es lohnt sich, bei diesem Rezept auch einmal mit wesentlich stärker zuberei-
tetem Lapacho-Tee zu experimentieren. Dazu kann etwa
50 % mehr Rinde als im Grundrezept angegeben verwendet werden. Ich habe einmal aus der letzteren Variante ein
köstliches Fruchteis in einer Eismaschine hergestellt.
Auch bei selbstgemachtem Vanilleeis kann Lapacho verwendet werden. Die beiden Aromen ergänzen sich gut.

Eine ausführliche Darstellung der Heilkräfte der Papaya finden sich in dem spannenden Buch: „Papaya – Heilen mit der Wunderfrucht", Barbara Simonsohn, Windpferd Verlag

Dieses Rezept ist besonders bekömmlich wegen der Verwendung der Papaya. Diese exotische Frucht ist nicht nur
sehr lecker, sondern bietet noch zusätzlich eine ganze
Reihe interessanter positiver Wirkungen für die Gesundheit, die den Lapacho-Tee sinnvoll ergänzen.

Lapacho mit Ananassaft

Den Lapacho-Tee nach dem Grundrezept zubereiten und
auf einen Liter davon 1/4 bis 1/2 Liter reinen Ananassaft

geben. Mir persönlich schmeckt allerdings frisch pürierte Ananas noch besser.

Eine Variante läßt sich mit einigen möglichst frischen Minzeblättern zubereiten.

Auch hier lohnt es sich, den Tee einmal etwas stärker (50 % mehr Rinde als im Grundrezept angegeben) zu testen. Vielen schmeckt diese kräftigere Variante sehr gut.

An dieser Stelle möchte ich Sie auf das hochinteressante Buch von Barbara Simonsohn über „Die sagenhafte Heilkraft der Ananas" hinweisen. Es ist ebenfalls im Windpferd-Verlag erschienen (s. Bibliografie im Anhang)

Ananas und Minze passen vorzüglich zu Lapacho

Lapacholina

Einen Liter Lapacho-Tee nach dem Grundrezept zubereiten. Vor dem Servieren nach Geschmack mit 0,3 bis 0,5 Liter Apfel- oder Birnensaft sowie 1 EL Spirulinapulver mischen. Wohl bekomm´s!

Die gesundheitsfördernden Wirkungen der Ingredienzien verbinden sich auf harmonische Weise, und das Geschmackserlebnis ist phänomenal!

Lapacho verträgt sich auch ausgezeichnet mit blaugrünen Mikroalgen

Indischer Lapacho-Tee

Durch Zufall habe ich einmal dieses Rezept entdeckt: Irrtümlich schüttete ich Lapacho-Tee in eine große Thermoskanne, die noch etwa halb voll mit Original Yogi-Tee® war. Keine Ahnung, wer dabei seine Hand im Spiele hatte – ich glaube nicht mehr an derartige Zufälle –, aber auf jeden Fall schmeckt mir diese Kombination ausgezeichnet. Vor allem mit etwas Stevia gesüßt und einem Schuß Milch. Ich bin ziemlich sicher, daß die Fähigkeit des Lapacho-Tees, die Wirkung anderer gesundheitsfördernder Tees zu verstärken, nun auch in diesem Fall zum Tragen kommt. Einfach mal probieren. Es lohnt sich sowohl mit als auch ohne Milch. Original Yogi-Tee® gibt es in vielen Bioläden und manchen Reformhäusern. Ansonsten hilft der Windpferd-Leserservice im Internet (http://www.windpferd.com) mit Versandadressen weiter.

Der Indische Lapacho-Tee ist meiner Ansicht nach besonders gut für die kalte Jahreszeit geeignet.

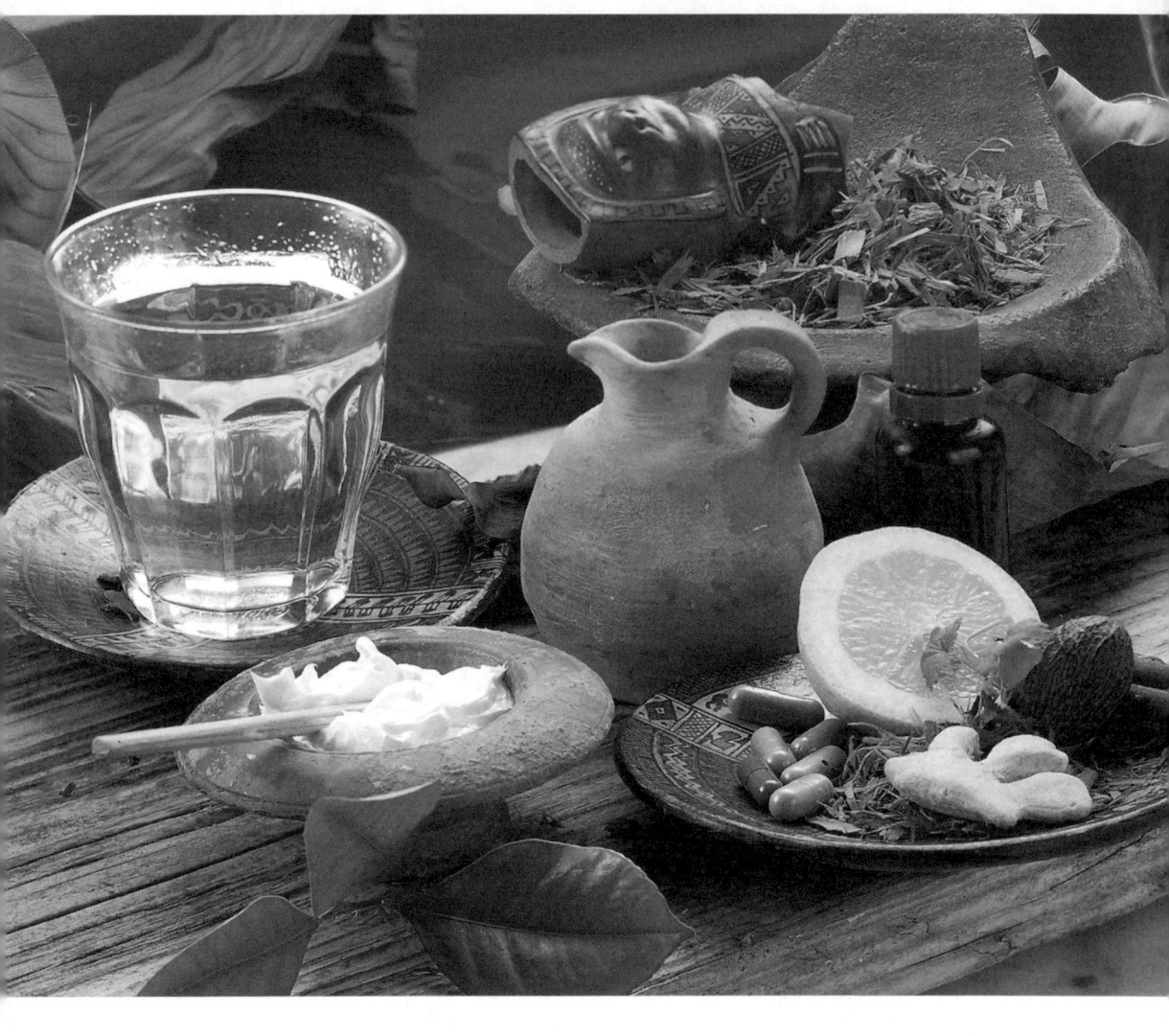

Kapitel 4

Die Lapacho-Hausapotheke

In diesem Teil des Lapacho-Handbuchs geht es darum, wie Lapacho bei den verschiedenen gesundheitlichen Disharmonien am besten eingesetzt werden kann.

Wann zum Arzt?

Haus- und Familienheilkunde ist nicht nur praktisch, sondern fördert auch das Verantwortungs- und Gesundheitsbewußtsein aller Beteiligten. Außerdem wird Vater Staat und die Krankenkassen so um viele, viele Milliarden Mark jährlich an Kosten für Behandlungen und Diagnosen entlastet. Trotzdem sollte es selbstverständlich sein, daß bei allen Symptomen, die auf eine ernsthafte Erkrankung auch nur hindeuten *könnten*, unbedingt ein versierter Mediziner aufgesucht werden muß. Auch gebildete Laien haben nun mal vom menschlichen Körper und seinen Problemen längst nicht genug Ahnung, um ernsthafte Gesundheitsstörungen sicher und schnell feststellen und korrekt behandeln zu können. Im Zweifelsfall sollte deswegen immer zugunsten der Sicherheit des Kranken entschieden werden. Denn schließlich geht es um Wohl oder Wehe – manchmal vielleicht auch um Leben oder Tod – eines Menschen.

Beim geringsten Zweifel über die Wirksamkeit eines Hausmittels unbedingt zum Arzt!

Verschiedene Arten der Anwendung von Lapacho

Um die Lapacho-Hausapotheke übersichtlich zu gestalten, werde ich im folgenden Abschnitt die Anwendungsweisen des Rindentees beschreiben. In dem anschließenden Teil zur Behandlung der Gesundheitsstörungen sind dann nur noch die entsprechenden „Schlagworte" angegeben.

Lapacho-Tee, innerlich

Lapacho-Tee nach dem Grundrezept zubereiten und kurmäßig etwa sechs Wochen lang trinken. Die Menge sollte mindestens 1/2 bis 1 Liter täglich betragen. Wird eine intensivere Wirkung gewünscht, kann das Lapama-Rezept (s. Seite 26) verwendet werden.

Vollbad

Nach dem Bad unbedingt eine Ruhepause einhalten

Lapacho-Tee nach dem Grundrezept, aber doppelt so stark wie dort angegeben, zubereiten. Etwa 1 1/2 Liter davon in eine Badewanne voll Wasser geben. Die Badetemperatur *sollte 40 Grad Celsius nicht übersteigen;* optimal ist etwas über Körpertemperatur. Badedauer: ungefähr 20 Minuten. Keine weiteren Badezusätze verwenden, hinterher nicht abduschen und nur leicht trocken tupfen. Nach dem Bad etwa 30 Minuten warm eingepackt Nachruhe einhalten. Wer noch mehr schwitzen will, genießt während der Ruhephase 1 oder 2 Becher Indischen Lapacho-Tee.

Teilbad

Lapacho-Tee nach dem Grundrezept, aber doppelt so stark wie dort angegeben, zubereiten. Für ein Sitzbad im Verhältnis 1:5 mit Wasser verdünnen. Badetemperatur wie oben angegeben. Für Hand- und Fußbäder kann normal stark nach dem Grundrezept zubereiteter Tee pur verwendet werden.

Wickel mit Lapacho-Tee (-Sud)

Der Sud verstärkt die Wirkung des Wickels

Lapacho-Tee nach dem Grundrezept frisch zubereiten. Damit ein sauberes Baumwoll- oder Leintuch tränken, auswringen, auf die Körperstelle auflegen oder diese umwickeln und darüber noch einmal ein nicht zu eng (ungehinderte Blutversorgung!) angebrachtes Wolltuch verwenden. Der Wickel sollte nicht wesentlich heißer als etwa 40 Grad Celsius sein. Zur Wirkungsverstärkung kann zusätzlich der bei der Zubereitung des Tees übrig bleibende Sud mit in den Wickel gegeben werden.

Lapacho-Kapseln

Bei akuten Leiden werden von Fachleuten meist 3mal täglich 2 Kapseln und bei chronischen Leiden 3mal täglich 1–2 Kapseln empfohlen. Die Einnahme immer noch einige Tage nach dem Abklingen der Symptome fortsetzen.

Mundspülungen mit Lapacho-Tee

Den Rindentee nach dem Grundrezept zubereiten. Einen Becher – etwa 0,2 Liter – davon abfüllen. Das Getränk sollte bei der Anwendung etwa Körpertemperatur haben. Jeweils einen Schluck davon nehmen und im Mund ungefähr eine Minute hin und her ziehen. Ausspucken. Auf keinen Fall schlucken, da durch den Spülungsprozeß mitunter sehr viele Giftstoffe in den Tee gelangen.

Giftstoffe werden gelöst

Mit Lapacho-Tee spülen

Den Rindentee nach dem Grundrezept frisch zubereiten. Für die Spülung den Tee mit derselben Menge abgekochten Wassers verdünnen. Die Temperatur des für die Spülung verwendeten Tees sollte auf keinen Fall Körpertemperatur übersteigen. Für fachgerechte Augenspülungen gibt es in Apotheken entsprechende Spülgläser. Für Vaginalspülungen sind – ebenfalls in Apotheken – entsprechende Vaginalduschen erhältlich.

Waschung mit Lapacho-Tee

Den Tee nach dem Grundrezept zubereiten und direkt oder mit der gleichen Menge Wasser verdünnt zum Waschen (mittels Waschlappen) verwenden. Keine zusätzliche Seife oder ähnliches benutzen.

Zubereitungen wie die spagyrische Lapacho-Tinktur oder homöopathisch verdünnter Lapacho-Extrakt über der Potenz C6 sollten nicht von medizinischen Laien eigenständig verwendet werden. Bei schweren Erkrankungen sind diese Darreichungsformen sehr empfehlenswert – aber es sollte ein profundes Fachwissen bezüglich ihres Einsatzes vorhanden sein.

Wenn Sie dieses Thema interessiert, vergleichen Sie dazu bitte auch die diesbezüglichen Ausführungen in meinem Buch: „Heilen mit Lapacho-Tee", Windpferd Verlag

Gesundheitsstörungen von A bis Z

Abwehrsystem, körpereigenes (chronische Schwäche)

Zusätzlich bis zu einem Gramm L-Carnitin täglich einnehmen. L-Carnitin ist ein körpereigener Stoff, der als Nahrungs- ergänzung insgesamt vitalisierend und stärkend auf das Immunsystem, die Herz- und Kreislauffunktionen sowie als Antioxidans wirkt. L-Carnitin und Lapacho ergänzen einander sehr gut

Lapacho-Tee trinken; in schweren Fällen zusätzlich La- pacho-Kapseln einnehmen. Außerdem bis zu 1 Gramm L-Carnitin täglich (s. mein neues Buch hierüber – Biblio- grafie im Anhang). L-Carnitin und Lapacho ergänzen sich sehr gut.

Abzesse

Lapacho-Tee trinken und Wickel mit Lapacho-Tee (-Sud) machen.

AIDS

Lapama-Tee trinken, Vollbad machen, Lapacho-Kapseln einnehmen und Mundspülungen mit Lapacho-Tee durch- führen. Zusätzlich täglich bis zu 1 Gramm L-Carnitin ein- nehmen.

Allergien

Lapacho-Tee trinken und Lapacho-Kapseln einnehmen. Achtung: Wenn eine Holzallergie vorliegt, sollte Lapacho nicht ohne die Aufsicht eines naturheilkundlichen Medi- ziners eingesetzt werden!

Alzheimer

Lapacho-Tee trinken, Lapacho-Kapseln und täglich bis zu 1 Gramm L-Carnitin einnehmen.

Arthritis

Lapacho-Tee trinken, Lapacho-Kapseln einnehmen, Voll- bäder und Wickel mit Lapacho-Tee (-Sud) machen.

Asthma

Lapacho-Tee trinken und Brust-Wickel mit Lapacho-Tee (-Sud) machen.

Atemwege

Lapacho-Tee trinken und Brust-Wickel mit Lapacho-Tee (-Sud) machen.

Bindehautentzündung

Spülen mit Lapacho-Tee, in chronischen Fällen auch Lapacho-Tee trinken.

Blasenentzündung

Lapacho-Tee trinken und Unterbauch-Wickel mit Lapacho-Tee (-Sud) machen.

Blasenschwäche (Inkontinenz)

Lapama-Tee trinken und zusätzlich Opuntia.

Opuntia ist ein Extrakt aus der gleichnamigen südamerikanischen Kakteenart. Opuntia wirkt phantastisch bei Inkontinenz und Prostataproblemen

Blutreinigung

Lapacho-Tee trinken, in schweren Fällen zusätzlich Lapacho-Kapseln einnehmen.

Diabetes

Lapacho-Tee trinken und Lapacho-Kapseln einnehmen. Den Tee mit Stevia süßen.

Erschöpfungszustände

Lapama-Tee trinken, Lapacho-Kapsel und täglich bis zu 1 Gramm L-Carnitin einnehmen.

Fasten

Lapama-Tee trinken und Vollbäder machen sowie Mundspülungen mit Lapacho-Tee vornehmen.

Fasten ist zwar eigentlich keine Krankheit, doch ist der Körper während des Fastens ähnlich wie bei einer Krankheit geschwächt und kann durch Lapacho ideal gestärkt und bei der Entgiftung unterstützt werden

Fieber

Lapama-Tee trinken. Achtung: Steigt das Fieber über 40 Grad Celsius, hält es länger als einen Tag an oder gibt es ungewöhnliche Begleiterscheinungen, muß *unbedingt* ein Mediziner konsultiert werden. Zusätzlich täglich bis zu 1 Gramm L-Carnitin einnehmen.

Furunkel

Lapacho-Tee trinken und Wickel mit Lapacho-Tee (-Sud) machen.

Gerstenkorn

Lapacho-Tee trinken und mit Lapacho-Tee spülen.

Haarprobleme (trocken, fettig, angegriffen)

Lapacho-Tee trinken, Waschungen mit Lapacho-Tee und mit echter, farbloser Henna Packungen machen.

Haarausfall

Lapacho-Tee trinken und einen Kopfwickel machen.

Hämorrhoiden

Lapacho-Tee trinken, Sitzbäder machen und eine Kompresse mit Lapacho-Tee verwenden. Kompressen helfen nur bei äußeren Hämorrhoiden.

Halsweh

Lapacho-Tee trinken, Hals-Wickel mit Lapacho-Tee (-Sud) machen und mit dem Tee gurgeln. 1 oder 2 Tropfen Teebaumöl oder Grapefruitkern-Extrakt in den für das Gurgeln bestimmten Tee geben.

Hautprobleme aller Art

Lapacho-Tee trinken, Vollbäder machen und Waschungen mit Lapacho-Tee vornehmen.

Herz (Kreislauf)

Lapama-Tee trinken und täglich bis zu 1 Gramm L-Carnitin einnehmen.

Insektenstich

Mit Lapacho-Tee (-Sud) umwickeln oder Kompresse auflegen, in schweren Fällen zusätzlich Tee trinken und Lapacho-Kapseln einnehmen.

Karies

Lapacho-Tee trinken, Lapacho-Kapseln einnehmen und langfristig Mundspülungen mit Lapacho-Tee vornehmen! Zusätzlich regelmäßig Grünen Tee genießen und Zahnpasta mit Grünem-Tee-Extrakt verwenden.

Kopfschmerzen

Lapacho-Tee trinken, Lapacho-Kapseln einnehmen und Mundspülungen mit Lapacho-Tee vornehmen.

Krampfadern

Lapacho-Tee trinken und Wickel mit Lapacho-Tee (-Sud) machen, eventuell auch Teilbäder.

Die Wickel nur leicht um die Beine wickeln

Krebs/Tumore

Lapama-Tee trinken, Vollbäder machen und Lapacho-Kapseln einnehmen. Bei örtlichen Symptomen auch Wickel mit Lapacho-Tee (-Sud) machen. Täglich bis zu 1 Gramm L-Carnitin einnehmen.

Leistungsschwäche

Lapama-Tee trinken und Lapacho-Kapseln schlucken. Zusätzlich täglich bis zu 1 Gramm L-Carnitin einnehmen.

Magenleiden

Lapama-Tee trinken und Lapacho-Papaya-Mix, beides zusätzlich mit Silicea-Gel, Oberbauch-Wickel mit Lapacho-Tee (-Sud) machen.

Migräne

Lapama-Tee trinken und ein Vollbad nehmen.

Multiple Sklerose

Lapacho-Tee trinken, Vollbäder nehmen und Lapacho-Kapseln einnehmen. Zusätzlich täglich bis zu 1 Gramm L-Carnitin einnehmen.

Mundpflege

Mundspülungen mit Lapacho-Tee.

Neurasthenie (Nervenschwäche)

Lapama-Tee trinken und Vollbäder machen.

Neurodermitis

Lapacho-Tee trinken, Vollbäder machen und Lapacho-Kapseln einhemen.

Operationen

Einige Tage vorher und längere Zeit danach: Lapama-Tee trinken, Lapacho-Kapseln und täglich bis zu 1 Gramm L-Carnitin einnehmen. Diese Anwendungen verbessern die Vitalität, helfen den Blutverlust schnell wieder auszu-

Mit Lapacho schneller wieder auf den Beinen

gleichen, stabilisieren das Immunsystem und verbessern die Wundheilung.

Pilzinfektionen

Lapacho innerlich und äußerlich anwenden

- allgemeine Pilzinfektion: Lapacho-Tee trinken, Vollbäder machen und Lapacho-Kapseln einnehmen.
- Fuß-/Hand-/Nagelpilz: Lapacho-Tee trinken und Teilbäder vornehmen.
- Pilzerkrankungen der Haut: Lapacho-Tee trinken, Vollbäder machen und Waschungen mit Lapacho-Tee vornehmen.
- Pilzinfektionen der Scheide: Lapacho-Tee trinken, eine Binde mit Lapacho-Tee tränken und vorlegen. Inwendig muß eine *Spülung* mit Lapacho-Tee gemacht werden. Gerätschaften hierzu führt jede Apotheke. (Eventuell mit zusätzlich 1 Tropfen Teebaumöl oder etwas Grapefruitkern-Extrakt. In der Apotheke oder beim Mediziner diesbezüglich beraten lassen!)

Prostataleiden

Lapacho-Tee trinken, Unterbauch-Wickel mit Lapacho-Tee (-Sud) und Lapacho-Kapseln einnehmen.

Rekonvaleszenz

Lapama-Tee trinken und Vollbäder machen. Bei schweren Fällen auch Lapacho-Kapseln und zusätzlich täglich bis zu 1 Gramm L-Carnitin einnehmen.

Rheuma

Lapama-Tee trinken, Vollbäder machen und Lapacho-Kapseln einnehmen.

Schlafstörungen

Lapacho-Tee trinken, Lapacho-Kapseln einnehmen und abends ein Vollbad machen.

Schweißfüße

Lapacho-Tee trinken, Fußbäder mit Lapacho-Tee und Waschungen mit dem Tee durchführen.

Sodbrennen

Lapacho-Tee trinken mit jeweils einem Eßlöffel Silicea-Balsam pro Glas. In chronischen Fällen zusätzlich Lapacho-Kapseln einnehmen.

Sonnenbrand

Lapacho-Tee trinken und bei einem leichten Sonnenbrand Waschungen mit Lapacho-Tee vornehmen; bei schwereren Fällen unbedingt zum Arzt! Auflage und Wikkel sind, je nach Lage und Umfang der befallenen Hautzonen, natürlich zusätzlich – oder anstatt der beschriebenen Anwendung – möglich. In schweren Fällen zusätzlich Lapacho-Kapseln einnehmen.

Ein schwerer Sonnenbrand gehört zum Arzt!

Stoffwechselerkrankungen aller Art

Lapama-Tee trinken und Vollbäder machen. In schweren Fällen zusätzlich Lapacho-Kapseln einnehmen, den Mund mit Tee spülen und Waschungen mit Lapacho-Tee durchführen.

Trichomonaden-Infektion

Lapacho-Tee trinken, mit Lapacho-Tee spülen.

Übergewicht

Lapama-Tee trinken und Lapacho-Kapseln schlucken. Täglich bis zu 1 Gramm L-Carnitin einnehmen.

Übersäuerung

Lapacho-Tee trinken, in schweren Fällen zusätzlich Lapacho-Kapseln und bis zu 1 Gramm L-Carnitin täglich einnehmen.

Verdauungssystem

Lapama-Tee trinken, Lapacho-Papaya-Mix, beides zusätzlich mit Silicea-Gel.

Verstopfung

Lapama-Tee trinken

Warzen

Lapacho-Tee trinken, Lapacho-Kapseln einnehmen und Wickel mit Lapacho-Tee (-Sud) machen.

Wunden, offene

Wickel mit Lapacho-Tee (-Sud) machen, dabei auf Sterilität achten! Bei großen Wunden auch Tee trinken und Lapacho-Kapseln einnehmen.

Zahnfleischentzündungen

Lapacho-Tee trinken und Mundspülungen mit Lapacho-Tee durchführen.

Wirkungen der Mineralstoffe und Spurenelemente

Chlor gibt Verdauungsstärke

Chlor wirkt Verdauungsproblemen und Muskelschwäche vorbeugend entgegen. Es ist notwendig für die Produktion von Magensäure und wirkt daran mit, die einzelnen Organe und Gewebe mit Wasser zu versorgen und dessen Verteilung zu optimieren. Wichtig für das Säure-Basen-Gleichgewicht.

Eisen macht leistungsfähig

Eisen beugt Anämie (Blutarmut) vor, indem es die Blutbildung unterstützt. Hilft bei Appetitmangel, Verminderung der Leistungsfähigkeit und unnatürlicher Müdigkeit. Dieses Element ist unbedingt notwendig für den durch die roten Blutkörperchen (Erythrozyten) vorgenommenen Sauerstofftransport im Körper. Auch im Nervensystem spielt es eine wichtige Rolle. Wer viel Schwarztee und Kaffee trinkt, dessen Körper kann Eisen nicht mehr so gut aus der Nahrung aufnehmen.

Fluor fördert die Wundheilung

Fluor intensiviert die Resorption (Aufnahme) von Eisen in den Stoffwechsel und hilft bei verschiedenen Vorgängen, die zur Wundheilung nötig sind. Außerdem verbessert es die Festigkeit von Knochen und Zähnen (Kariesprophylaxe!).

Jod für gute Konzentration

Jod mobilisiert den Stoffwechsel und wirkt mangelnder Konzentrationsfähigkeit, unnatürlicher Ermüdung und Appetitmangel entgegen. Sehr wichtig ist dieses Spurenelement für die normale Funktion der Schilddrüse. Bei Mangelerscheinungen kann es unter anderem zu Fettleibigkeit kommen.

Kalium contra Natrium

Kalium normalisiert zu niedrigen Blutdruck, bessert Appetitlosigkeit, wirkt tendenziell Muskelschäden entgegen und beugt Verstopfung vor. Maßgeblich ist es an der

Regulation des Flüssigkeitshaushalts als Gegenpart des Natriums im menschlichen Körper beteiligt.

Kobalt – helfende Hand für Eisen und Jod

Vitamin B$_{12}$ hilft gegen Blutarmut

Kobalt ist wichtig zur Vorbeugung gegen Anämie, da es ein zentraler Bestandteil des Vitamins B$_{12}$ ist. Es unterstützt die Proteinsynthese und verbessert die Resorption der Elemente Eisen und Jod.

Kupfer für schöne Haut

Kupfer kann zu einer gesunden Hautpigmentierung beitragen, anämischen Symptomen vorbeugend entgegenwirken und die normale Knochenbildung unterstützen. Es fördert die Funktion des Immunsystems und die Sauerstoffversorgung der Zellen. Bei Mangelzuständen kann es zu entzündlichen Hauterkrankungen kommen.

Magnesium in streßreichen Zeiten

Magnesium ist an über 200 wichtigen enzymatischen Reaktionen im Stoffwechsel beteiligt. So unterstützt es zum Beispiel das Wachstum des Skeletts und der Zähne, die Funktion der Muskulatur und wirkt Herzrhythmusstörungen sowie Verkrampfungen entgegen. Das Metall hilft, auch unter Streß geistig wach und klar zu bleiben.

Mangan, der Stoffwechselhelfer

Mangan ist notwendig, damit der Körper Substanzen entgiften kann, die durch den Stoffwechsel entstehen oder mit der Nahrung in ihn gelangen. Außerdem wird die normale Funktion des körpereigenen Abwehrsystems, die Fruchtbarkeit und die Festigkeit des Bindegewebes unterstützt.

Phosphor für Muskulatur und Knochen

Phosphor spielt eine wichtige Rolle in bezug auf den Energiestoffwechsel und die Gesundheit der Knochen. Kinder brauchen es für das Wachstum ihres Skeletts. Schwache Muskulatur und Erkrankungen des Knochenapparats werden durch Mangel an diesem Element begünstigt.

Selen – ein wichtiges Antioxidans

Selen beugt Herzinfarkten vor und unterstützt den normalen Fettstoffwechsel. Außerdem hilft es dem Organismus bei der Entgiftung von schädlichen Schwermetallen, stärkt das Immunsystem, beugt Allergien, Rheuma und Krebs vor. Selen ist ein wichtiges Antioxidans („freie Radikale"-Fänger).

Selen schützt Herz und Immunsystem

Zink – wichtig bei Entzündungen

Zink aktiviert den Stoffwechsel und fördert damit den gesunden Appetit. Außerdem hilft es dabei, Haarausfall zu verhüten und stärkt das Immunsystem. Wichtig für die normale Funktion der Bauchspeicheldrüse. Bei Mangelzuständen kann es zu Wundheilungsstörungen, entzündlichen Hauterscheinungen und geistigen Erschöpfungszuständen kommen.

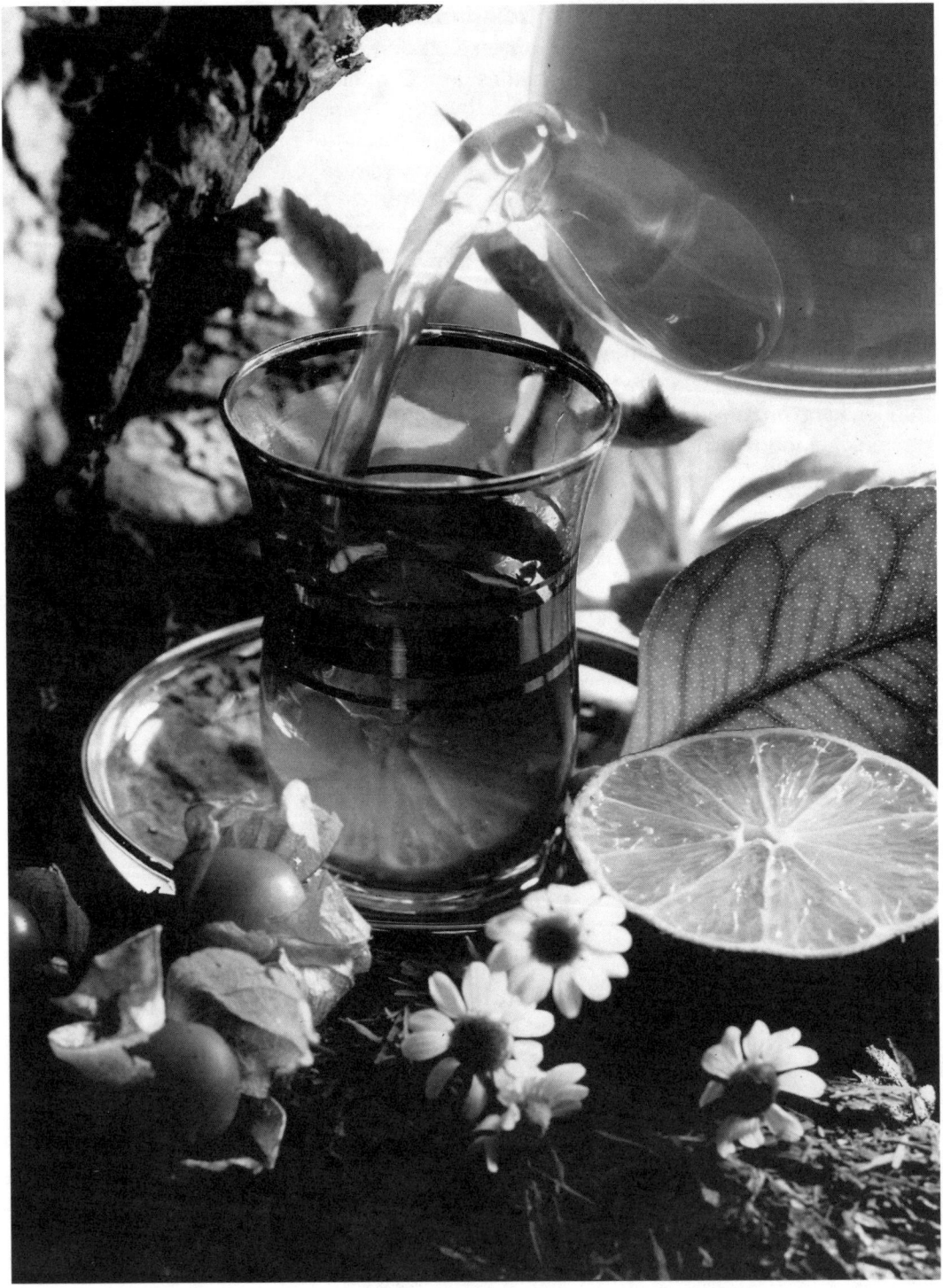

Kapitel 5

Fragen und Antworten

Ist Lapacho giftig?

Nein, Lapacho ist so gut verträglich, daß der wohl-schmeckende Tee aus der inneren Rinde des „Baums des Lebens" problemlos und mit großem Gewinn für die Gesundheit auch in größeren Mengen von zum Beispiel zwei Litern täglich als Haustee eingesetzt werden kann. Im Vergleich zu Kamillentee oder Pfefferminztee oder Kaffee sind die Risiken bei Lapacho *sehr* gering. Der Genuß von Lapacho ist für Kinder, Schwangere, Stillen-de und Haustiere nicht nur nach allen mir vorliegenden Informationen unbedenklich, sondern sogar als empfeh-lenswert einzustufen.

Bis zu zwei Litern Lapacho-Tee täglich können Sie trinken

Meldungen in der Szene, nach denen *Lapacho* giftig sei, rühren aus falsch verstandenen Informationen über die Wirkungen des Inhaltsstoffes *Lapachol* her. Lapachol ist in sehr geringen Mengen im Lapacho-Tee enthalten und kann deswegen keine Probleme machen. Wird es in kon-zentrierter Form und in großen Mengen angewendet, wirkt es zwar stark krebshemmend – aber auch in vieler Hinsicht reizend auf den Organismus. Außerdem wird die Blutgerinnungsfähigkeit herabgesetzt. Aber wohlgemerkt: Für den Tee gilt dies nicht! Es gibt zum Thema Lapachol weiterhin eine interessante Studie von Forschern des Großunternehmens Charles Pfizer & Co. aus dem Jahre 1970. Diese besagt, daß die angeblich toxischen Effek-te von Lapachol, wie Herabsetzung der Blutgerinnungs-fähigkeit, Erbrechen und Durchfall, sich vollständig zurückbildeten beziehungsweise sogar selbstbegrenzend waren. Daß heißt: Wurde Lapachol im Tierversuch über längere Zeit gegeben, verringerten sich alle disharmoni-schen Symptome. Schäden bezüglich innerer Organe wurden meines Wissens durch Lapachol nicht festgestellt.

Foto S. 48: Der Genuß ist eine Sache, jedoch sollte man nie damit aufhören, Fragen zu stellen

Aber noch einmal: Lapachol ist ein nur in Spuren in Lapacho enthaltener Inhaltsstoff. Die Mengen, die für klinische Tests eingesetzt wurden, gingen aber in Bereiche von 1.500 *Milligramm* täglich. Soviel Lapacho-Tee wie nötig wäre, um diese Menge zu erreichen, kann niemand trinken.

Gibt es Unverträglichkeiten bei Lapacho?

Wer unter Holzallergie leidet, sollte Lapacho nicht oder nur in Absprache mit dem behandelnden Mediziner anwenden!

An sich ist Lapacho sehr gut bekömmlich. In einigen wenigen Fällen kann es jedoch zu Unverträglichkeiten kommen. Zum einen ist Vorsicht geboten, wenn eine Holzallergie vorliegt. Zum anderen gibt es Menschen, die überempfindlich in bezug auf Gerbstoffe sind. Hier kann zum Beispiel oft das in Kapitel 3 angegebene Lapacho-Papaya-Rezept helfen. Manchmal geben sich die Unverträglichkeitssymptome auch, wenn mit ganz kleinen Mengen Lapacho-Tee, zum Beispiel 0,1 Liter täglich aufgeteilt auf mehrere Portionen, begonnen wird und bei Symptomfreiheit die genossenen Quantitäten langsam gesteigert werden. Wer weiß, daß eine diesbezügliche Allergie vorliegt, sollte aber *auf keinen Fall* auf eigene Faust experimentieren, sondern Rat und Hilfe bei einem erfahrenen Arzt für Naturheilkunde suchen.

Dann gibt es noch Menschen, die aus mir bisher noch nicht genau bekannten Gründen vom Magen her empfindlich auf Lapacho reagieren. Hier können oft statt des Tees die dünndarmlöslichen Gelatinekapseln verwendet werden.

Wird der Tee sehr heiß getrunken, können die Schleimhäute durch die im Tee enthaltenen Gerbstoffe gereizt werden. Seltsamerweise können Gerbstoffe in heißer Form den Körper sehr irritieren. In warmer oder kalter Form wirken sie aber durchwegs positiv auf die Gesundheit und beinhalten *keine* Risiken. Die optimale Trinktemperatur für Lapacho-Tee ist deswegen etwa körperwarm oder kühler. Gleiches gilt übrigens für Tee und Kaffee. Einen Ausweg bietet die Beimischung von Milch oder Sahne. Dadurch werden die Gerbstoffe auch bei vergleichsweise hoher Trinktemperatur zuverlässig neutralisiert.

50

Werden für Lapacho-Tee die Regenwälder abgeholzt?

Nein! Zum einen wird die innere Rinde des Lapacho-Baums aus sogenannter „Wildpflückung" geerntet. Dazu wird die Rinde geeigneter Pflanzen ein- bis zweimal im Jahr dünn abgeschält und dann zu Tee weiterverarbeitet. Dies ist für den Baum nicht sonderlich tragisch. Er wächst und gedeiht weiter.

Zum anderen wird die Rinde von Lapacho-Bäumen, die zur Nutzholzgewinnung gefällt wurden, für die Teeproduktion verwendet.

Da der Lapacho mit seinem mehr als hundert Unterarten in Südamerika und bis hinauf nach Neu-Mexiko und Kalifornien weit verbreitet und alles andere als vom Aussterben bedroht ist, kann auch das Schlagen von Nutzholz als unbedenklich eingestuft werden.

Außerdem gibt es in Brasilien und Argentinien Plantagen, auf denen Lapacho-Bäume gezogen werden.

Für Lapacho-Tee muß kein Baum sterben

Ist es sinnvoll, Lapacho mit alkoholischen Getränken zu mixen?

Absolut nicht. Wer gesundheitlich angeschlagen ist oder seine Vitalität stabilisieren will, um größeren Anforderungen gewachsen zu sein, sollte Alkohol in jeder Form meiden. Es ist absurd, auf der einen Seite etwas für die Entgiftung tun zu wollen und die Leber und die Bauchspeicheldrüse mittels Lapacho wieder zur Regeneration anzuregen und gleichzeitig das Genußgift Alkohol einzunehmen. Wer gesund ist, dem werden kleine Mengen Alkohol nicht schaden, ja sogar in Form von Rotwein in mancher Hinsicht nützlich zur Entspannung und Vitalisierung sein. Wer aber krank ist, sollte Alkohol unbedingt meiden. Lapacho und Alkohol gehören nicht zusammen!

Wenn Lapacho gesüßt wird

Wird weißer raffinierter Zucker verwendet, reduziert sich die gesundheitliche Wirkung von Lapacho in stärkerem Maße. Wer unbedingt süßen möchte, ist meiner Ansicht nach mit kaltgeschleudertem Honig gut und mit Stevia am besten beraten.

Stevia unterstützt die Wirkung von Lapacho

Generell wirkt Lapacho am besten in ungesüßter Form – Ausnahme: Stevia! Dieser absolut natürliche Süßstoff verstärkt und erweitert sogar die Wirkung von Lapacho.

In welcher Form wirkt Lapacho-Tee optimal?

Auf nüchternen Magen, also vor oder zwischen den Mahlzeiten. Ungesüßt und in größeren Mengen ab etwa 0,5 Liter täglich in mehreren Portionen über den Tag verteilt. Der Tee sollte nicht zu heiß genossen werden. Am besten ist körperwarm oder kühler.

Gibt es Qualitätsunterschiede bei Lapacho-Tee?

Ja, sicher. Die beste Ware wird *nur* aus der inneren Rinde des Baums mit purpurroten oder violetten Blüten hergestellt. Die gehäckselte Rinde ist recht weich. Schlechtere Qualitäten werden grob geschält und enthalten deshalb etwas Kernholz und auch Anteile der äußeren Rinde. Im Zweifelsfall an Markenprodukte halten und bei Ausbleiben der Wirkung oder sehr schwachem Effekt mal die Sorte wechseln. Vergleichen Sie dazu auch den nächsten Punkt.

Seit einigen Jahren gibt es nun Tests, welche die Qualität von Lapacho nachweisbar machen; zum Beispiel von Dr. B. Kreher vom phytotherapeutischen Arbeitskreis von Prof. Dr. H. Wagner (Universität München) entwickelt.

Von einigen Händlern wird immer wieder die Ansicht geäußert, man könne die Qualität, sprich die Heilkraft, des Lapacho-Tees an seiner Farbe erkennen. Dies ist nach den vorliegenden ethnomedizinischen Erfahrungen und ebenso nach dem letzten Stand der wissenschaftlichen Erkenntnis definitiv falsch. Zum einen gibt es verschiedene regionale Unterarten des Lapachobaumes, die zur Herstellung des Rindentees verwendet werden, zum anderen kann der Einfluß des Sonnenlichts Farbstoffe etwas ändern. Lapachoholz ist auch in der holzverarbeitenden Industrie für seine verschiedenen Farbnuancen bekannt. Eine klare Aussage über die Qualität von Lapacho läßt sich nur über die oben genannten wissenschaftlichen Analysen machen. Alles andere ist eher dem Aberglauben zuzurechnen.

Halten Sie sich an Markenprodukte

Gründe für das Ausbleiben der gewünschten Wirkung

Zum einen kann es an einer minderwertigen Teequalität liegen. Vergleichen Sie dazu auch den vorherigen Punkt. Dann ist aber auch möglich, daß der Organismus einfach zu wenige Reserven an Vitalstoffen hat. Lapacho kann sehr viel, aber er ist letztlich darauf angewiesen, daß bestimmte Vitalstoffe in ausreichenden Mengen zur Verfügung stehen, wenn er optimal wirken soll. Einiges davon, aber beileibe nicht alles, bringt er mit.

Meiner Erfahrung nach haben besonders Vegetarier häufig Mangel an L-Carnitin, Vitaminen der B-Gruppe und Eisen. Sollte Lapacho mal nicht wirken, können in Abstimmung mit dem behandelnden naturheilkundlich ausgebildeten Mediziner die oben angegebenen Vitalstoffe eingenommen werden, um den Stoffwechsel wieder in einen arbeitsfähigen Zustand zu vesetzen.

Besonders wirksam zur Verbesserung der Wirkung von Lapacho hat sich in vielen Fällen gerade von (chronischen) Infektionskrankheiten und zehrenden Leiden die Nahrungsergänzung L-Carnitin erwiesen.

Vergleichen Sie dazu auch mein Buch: „L-Carnitin – Ein Fitmacher ganz besonderer Art", Windpferd Verlag

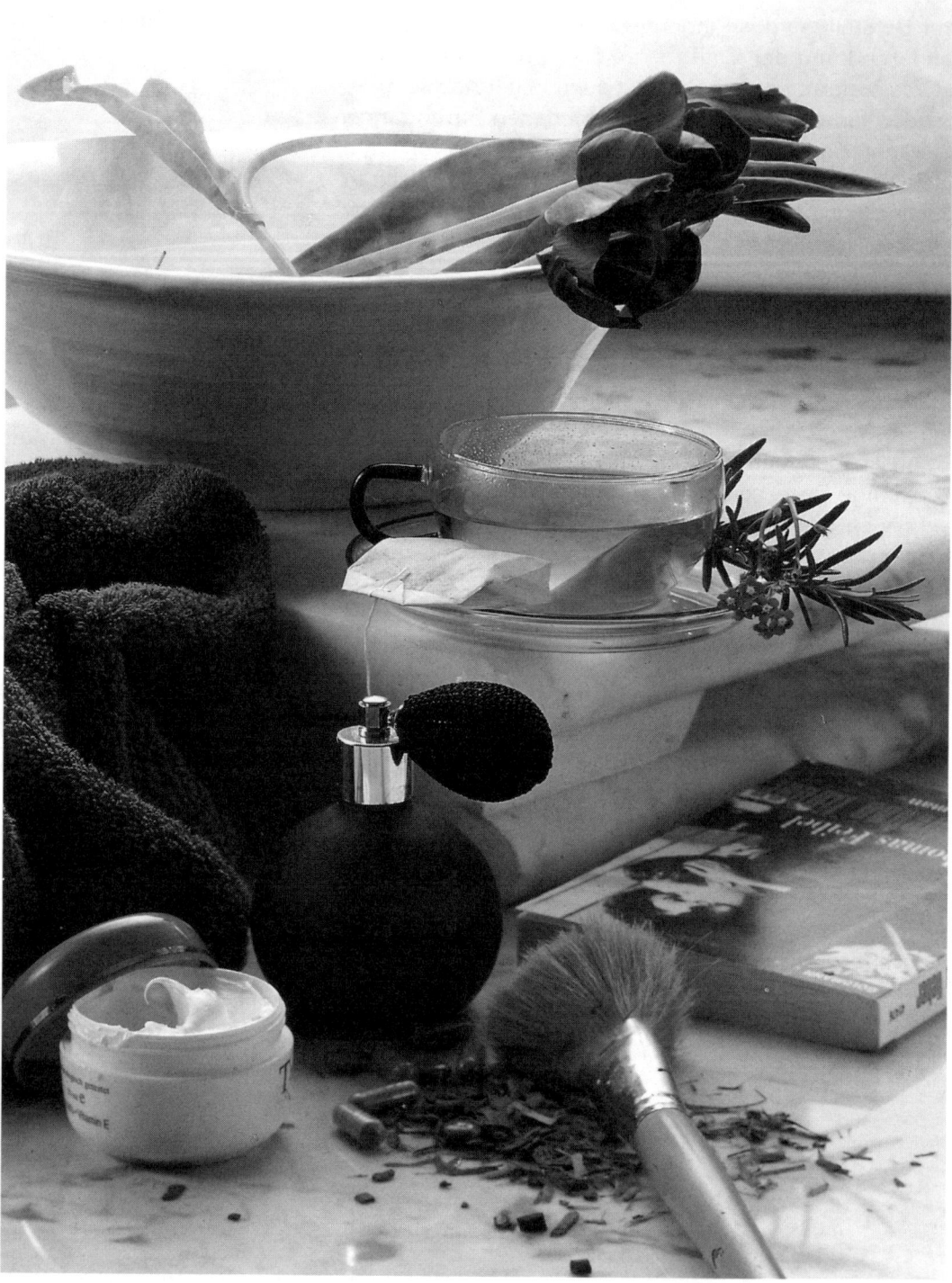

Kapitel 6

Lapacho-Produkte

Die gesundheitlich wirksame innere Rinde des Lapacho-Baums wird heute in einer Vielzahl von Zubereitungen im Handel angeboten. In diesem Kapitel habe ich alle wichtigen Produktarten aufgeführt und ihre speziellen Vorzüge und in manchen Fällen auch Nachteile beschrieben.

Creme

In verschiedene Creme-Rezepturen werden zusätzlich Lapacho-Extrakte beigemischt. Lapacho ist, äußerlich angewandt, in der Lage, entzündliche Hautirritationen zu beruhigen und den Stoffwechsel der Haut normalisierend zu beeinflussen. Außerdem kann die Creme eine Unterstützung bei der Behandlungen von Pilzerkrankungen der Haut sein.

Homöopathische Zubereitungen

In der Heilkunst der Homöopathie werden zum Teil außerordentlich hoch verdünnte, nach einem besonderen Verfahren hergestellte Zubereitungen von unter anderem Pflanzen verwendet. Zur Behandlung von ernsten Erkrankungen kann homöopathisch verdünnter Lapacho-Tee sehr hilfreich sein. In dieser Form sollte er aber in höheren Potenzen – oberhalb C6 – nur in Abstimmung mit dem behandelnden homöopathisch ausgebildeten Mediziner eingesetzt werden.

Homöopathisch verdünnt ist Lapacho *nicht* zur dauerhaften Anwendung geeignet! In dieser Zubereitungsart können nämlich durch zu lange Einnahme auch über den Zeitpunkt der Genesung hinaus ähnliche Symptome verursacht werden, die bei einem daran Erkrankten geheilt werden sollen.

Kapseln

Feinpulverisierte Rinde des Lapacho-Baums wird in eine, meist zweiteilige, dünndarmlösliche Gelatinekapsel abgefüllt. Zwei Kapseln sollen nach Aussagen von Herstellern

Lapacho gibt es nicht nur als Tee

Eine leicht verständliche Information über die Heilkunst der Homöopathie findet sich in dem Buch:„Medizin der Zukunft" von Georgos Vithoulkas, Burgdorf Verlag

Foto S. 54: Seine Wirkungen haben Lapacho populär gemacht – inzwischen können wir die Inhaltsstoffe in verschiedenen Darreichungsformen nutzen und genießen

etwa die Wirkung von einem Liter Tee haben. Empfehlenswert ist diese Darreichungsform für Leute, die viel auf Reisen sind und nicht auf die wohltuenden Wirkungen des Lapacho-Baums verzichten wollen. Gleichfalls sinnvoll als vielseitige kleine Reiseapotheke im Urlaub und als „Eiserne Reserve" für die Hausapotheke. Wer einen empfindlichen Magen hat, kann oft Lapacho besser in Kapselform vertragen anstatt als Getränk. Werden die Kapseln geöffnet und das Pulver dünn auf warme Kompressen verteilt, läßt sich auch unterwegs im Bedarfsfall schnell ein Lapacho-Wickel machen – sehr praktisch. Außerdem sind Lapacho-Kapseln interessant, wenn eine Wirkungsverstärkung erwünscht ist. Aber bitte daran denken: Viel trinken ist auf jeden Fall wichtig, sonst kann der Körper nicht ausreichend entschlacken!

Übrigens: Angst vor BSE-Viren oder sonstigen Krankheitserregern in Speisegelatine sind meinen Informationen nach in Deutschland unbegründet. In einem Akt der Selbstverpflichtung haben die Hersteller von Speisegelatine sich sehr strengen Kontrollen unterworfen, die garantieren, daß ihre Produkte frei von Viren oder Bakterien sind. Viele Hersteller von Nahrungsmittelergänzungen stellen außerdem in letzter Zeit (1998) auf pflanzliche Gelatine um.

Liquids

In mit Alkohol haltbargemachter flüssiger Zubereitung ist die feinpulverisierte innere Rinde des Lapacho-Baums ähnlich stark wirksam wie in Form der oben beschriebenen, dünndarmlöslichen Kapseln. Auch sind Liquids gut für die Reise und die Hausapotheke geeignet. Da manche Hersteller sie aus Haltbarkeitsgründen mit schmackhaften Alkoholika wie etwa Honigwein zubereiten, ist diese Art, Lapacho zu genießen, oft durchaus etwas für Gourmets. Die zugesetzte Alkoholmenge ist übrigens sehr gering, trotzdem ist diese Art der Anwendung eher zur Vorbeugung zu empfehlen; wer krank ist, sollte Alkohol meiden!

Im Gegensatz zu den auch bei empfindlichem Magen sehr gut verträglichen, weil dünndarmlöslichen, Gelatinekapseln, sind Liquids diesbezüglich nicht so gut geeignet.

Mixgetränke

Einer ganzen Reihe von Fitneßgetränken wird Lapacho beigegeben. Da der Anteil am Gesamtgetränk sehr unterschiedlich ist, kann an dieser Stelle wenig über Wirksamkeit und Verträglichkeit gesagt werden.

Spagyrik

Ein rühriges Schweizer Unternehmen bereitet nach altehrwürdiger alchemistischer Tradition aus gesundheitsfördernden Pflanzen wie Ginseng, Lapacho und Angelika sogenannte spagyrische Mittel zu. Dabei werden in einem sorgfältig ausgeklügelten dreistufigen Prozeß auf eine schon dem berühmten Arzt Paracelsus *(Phillipus Aurelius Theophrastus Bombastus von Hohenheim)* vertraute Weise alle Bestandteile der jeweiligen Pflanze zerlegt, gereinigt und energetisch potenziert, also die in ihr enthaltenen Lebensschwingungen zur vollen Entfaltung und Heilkraft gebracht. Im Prinzip eine ähnliche Wirkung wie in der Homöopathie. Der spagyrischen Lapacho-Essenz werden die folgenden Heilkräfte zugeordnet: Stärkend für das Immunsystem, die Nieren, Lungen, Nerven und Schilddrüse; Reinigungswirkung in bezug auf den gesamten Stoffwechsel, aufbauend und aktivierend bei Infektionskrankheiten aller Art und ebenso bei psychischer Belastung; unterstützend bei der Behandlung von Candida-Infektionen.

Die spagyrische Lapacho-Essenz wurde energetisch potenziert

Spray

Ja, Lapacho gibt es auch als Spray! Nach allen mir vorliegenden Informationen finde ich die Sache auch recht interessant. Ein US-amerikanisches Unternehmen ist auf die interessante Idee gekommen, Vitamine und andere hochwertige Nahrungsergänzungen in einer Form herzustellen, die in den Mund gesprüht werden kann. Ähnlich wie bei dem aus der Schulmedizin bekannten Nitro-Spray gelangen die Vitalstoffe direkt über die Mundschleimhaut in das Blutsystem und sind praktisch zeitgleich mit der Einnahme und ohne die üblichen Resorptionsverluste für den Stoffwechsel verfügbar. Zwar habe ich selbst noch nicht die Gelegenheit gehabt, diese recht exotische Anwendungsart zu testen, aber die vorliegenden wissenschaftlichen Berichte und Pressereferenzen sind durchweg positiv.

Mittels Spray gelangt Lapacho über die Mundschleimhaut direkt in die Blutbahn

Sollte die Sache halten was sie verspricht, wäre dies eine wirklich revolutionäre Neuerung. Gerade Menschen mit empfindlichem Magen oder Verdauungsstörungen, die eine nur geringe Resorptionsrate von Vitalstoffen zulassen, könnten enorm von dieser Erfindung profitieren. Wer sich dafür interessiert, kann eine Lieferantenliste vom Windpferd Verlag anfordern. Sobald ich eigene Erfahrungen mit der Methode habe, werde ich über den Windpferd-Leserservice (http://www.windpferd.com) und meine eigene Web-Site (http://www.reiki-do.com/reiki-do) ausführlich darüber berichten.

Tabletten

Wird die feinpulverisierte Rinde des Lapacho-Baums solo oder zusammen mit Bindemitteln gepreßt, entstehen Tabletten. Die Wirkungsstärke ist ähnlich den dünndarmlöslichen Kapseln. Die Einschränkung ist auch hier: Wer einen sehr sensiblen Magen in bezug auf Lapacho hat, sollte besser die Kapseln testen.

Tee

Lapacho-Tee verbindet Gesundheitspflege mit Genuß

Dies ist die am meisten verbreitete Zubereitungsform. Ich mag sie besonders, weil ich den Geschmack von Lapacho-Tee nun mal sehr schätze. An Vielseitigkeit in bezug auf Geschmack und Anwendungen ist der Tee wohl kaum zu übertreffen. Er kann entweder getrunken werden, als Teil- oder Vollbad dienen oder als Spülung, zum Beispiel bei vaginalen Pilzinfektionen, und für Kompressen verwendet werden.

Eine Menge schmackhafter Rezepte machen die Pflege der Gesundheit mit Lapacho zu einem immer wieder mit neuen Nuancen überraschenden Genuß.

Teebeutel

Eine neue Variante besteht darin, die pulverisierte Rinde in Teebeuteln anzubieten. Praktisch für unterwegs und als schnelle Kompresse. Ansonsten ziehe ich persönlich den losen Tee für die Bereitung des Getränks vor. Aber das ist, wie so vieles, sicher eine Geschmacks- und Zeitfrage.

Anhang

Bibliographie (zum Teil kommentiert)

Batmanghelidj, F., *Rückenschmerzen & Arthritis – Das Selbsthilfebuch*, VAK, Verlag für angewandte Kinesiologie, Freiburg (1998)
Das Thema Wasser in bezug auf die Funktion der Wirbelsäule und der Gelenke wird spannend und kenntnisreich erklärt. Überraschende Einsichten zu einem scheinbar gut erforschten Bereich

Batmanghelidj, F., *Wasser – die gesunde Lösung*, VAK., Verlag für angewandte Kinesiologie, Freiburg (1997)
Was Wasser alles an Gutem im Körper bewirken kann – wenn es in ausreichender Menge zugeführt wird. Und was gesundheitlich so alles schiefgeht, wenn man nicht auf seinen Durst hört
Zwei meines Erachtens sehr gute Bücher darüber, wie wichtig eine ausreichende Flüssigkeitszufuhr für die Gesundheit des menschlichen Körpers ist.

Jones, Kenneth, *Pau d'Arco – Immune Power from the Rain Forest*, Healing Arts Press; Rochester Vermont (1995)
Eine ausgezeichnete, auf wissenschaftlich fundierte Weise aufbereitete, aber auch für Laien gut lesbare Studie über Lapacho (= Pau d'Arco)

Lübeck, Walter, *Heilen mit Lapacho Tee*, Windpferd Verlag, Aitrang, (1998)
Das erste Buch in deutscher Sprache zum Thema. Eine ausführliche Beschreibung der Herkunft, der Wirkungen und Anwendungsweisen der inneren Rinde des Lapacho-Baums. In kurzer Zeit bereits eine Art Klassiker in seinem Fachgebiet

Meyer, Marianne, *Spirulina – Das blaugrüne Wunder*, Windpferd Verlag, Aitrang (1998)

Meyer, Marianne, Spirulina – Lebensenergie für Körper und Geist, Windpferd Verlag, Aitrang (1998)

Mowrey, Daniel, *Herbal Tonic Therapies*, Ed. Keats Pbl., New Canaan, CT (1993)

Olsen, Cynthia B., Die Teebaumöl Hausapotheke, Windpferd Verlag, Aitrang, 39. Auflage (1997)

Schultes/Raffauf, *The Healing Forest. Medicinal and Toxic Plants of the Northwest Amazonia*, R. F. Dioscorides Press; Portland, Oregon (1990)

Simonsohn, Barbara, *Papaya – Heilen mit der Wunderfrucht*, Windpferd Verlag, Aitrang (1998)

Simonsohn, Barbara, *Die sagenhafte Heilkraft der Ananas*, Windpferd Verlag, Aitrang (1998)

Pelton, R.; Overholser, L., *Alternatives in Cancer Therapy*, Fireside Pbl. Toronto, Ontario (1994)

Walters, R.; *Options: The Alternative Cancer Therapy Book*, Avery Pbl. Group Inc.; Garden City Park, New York (1993)

Weitere Literatur zu angrenzenden Themenbereichen

Horstmann, Ingrid; Lübeck, Walter, *Der Weg zum glücklichen Leben,* Trier, Verlag Kleine Schritte (1997)
Lebensphilosophie für mehr Wärme im Alltag und wunderschöne Bilder zum Meditieren, Nachsinnen, Wachträumen und – Verstehen.

Lübeck, Walter, *Handbuch für Lebensberater,* Windpferd Verlag, Aitrang (1996)
Effektive Bewältigung von bestehenden Lebenskrisen aller Art sowie die Vorbeugung gegenüber der Entstehung von neuen vermeidbaren Problemen.

Lübeck, Walter, *Das Tao des Geldes,* Windpferd Verlag, Aitrang (1992)
Wie sich mit Beruf(ung) und materiellen Gütern glücklich und erfolgreich umgehen läßt.

Lübeck, Walter, *Grüner Tee – heilkräftiger Genuß,* Windpferd Verlag, Aitrang (1998)
Ungeahnte Wohltaten für den geplagten Organismus des Zivilisationsmenschen schlummern in diesem uralten Kulturgetränk.

Lübeck, Walter, *L-Carnitin – Ein Fitmacher ganz besonderer Art,* Windpferd Verlag, Aitrang (1998)
Eine Beschreibung einer der besterforschten und wohl interessantesten Nahrungsergänzungen unserer Zeit. Für Spitzensportler seit Jahren nicht mehr aus dem Ernährungsplan wegzudenken, dringt die Kunde von L-Carnitin jetzt langsam auch zu den gesundheitsbewußten Laien vor. Es könnte das Mittel sein, das die Hausapotheken noch mehr revolutioniert als Teebaumöl.

Lübeck, Walter, *Das Handbuch des Spirituellen NLP,* Windpferd Verlag, Aitrang (1994)
Was sich machen läßt, wenn beim Gesprächspartner viel zu oft nicht das ankommt, was gemeint war. Kommunikations- und Mentaltraining auf ganzheitliche Art.

Lübeck, Walter, *Reiki – Der Weg des Herzens,* Windpferd Verlag, Aitrang (1991)
Eine hochwirksame Energieheilungsmethode aus Japan wird hier ausführlich in Theorie und Praxis vorgestellt.

Exkurs: Was ist eigentlich der Unterschied zwischen Nahrungsergänzungen und Medikamenten?

Die Pflicht zu schweigen

Die staatliche Zulassung eines Präparates als Medikament wird nur unter der Voraussetzung erteilt, daß der Hersteller wissenschaftliche Studien über die Wirkungen und Nebenwirkungen des Mittels hat durchführen lassen. Ist ein solcher „Medikamentanwärter" noch nicht – oder zumindest nicht in der Medizin – verwendet worden, wird er erst einmal fünf Jahre nur als verschreibungspflichtiges Mittel zugelassen. Nach Ablauf dieser Phase entscheidet das Bundesgesundheitsamt darüber, ob das Mittel nun weiterhin nur auf Verschreibung oder aber rezeptfrei in den Handel gelangen darf.

Nahrungsergänzungen werden staatlicherseits weitgehend den Kosmetika gleichgestellt. Der Hersteller/Vertreiber muß nachweisen, daß sein Produkt nicht schädlich ist. Sobald diese Bedingung erfüllt wird, darf er es in den Handel bringen. Allerdings ist es ihm verboten, etwaige Heilwirkungen des Mittels anzupreisen.

Soweit die Lage.

Meine Meinung dazu: Zum einen sind entsprechende wissenschaftliche Studien sehr teuer und deswegen für kleine Unternehmen beinahe unerschwinglich, so daß allein aus Kostengründen so manche für die Gesundheit der Allgemeinheit wirklich gute Sache diese Hürde nicht passieren kann. Zum anderen sollte einmal ernsthaft öffentlich darüber nachgedacht werden, ob nicht zumindest gut dokumentierte, wissenschaftliche Studien aus anderen westlichen oder östlichen Industrieländern in Deutschland anerkannt werden könnten. Und wie ist es mit den zum Teil Jahrtausende alten guten Erfahrungen, die zu bestimmten Pflanzen unter Ethnoheilern vorliegen, weswegen bestimmte Präparate von Millionen Menschen seit vielen, vielen Jahren als gut verträgliche Heilmittel verwendet werden. Zählt das nichts?

Wie sieht es denn im Vergleich mit den vielfältigen unangenehmen Nebenwirkungen so vieler „gut dokumentierter" anerkannter Arzneien aus, die zumindest dazu beitragen, jedes Jahr bei einer Menge Menschen im Prinzip vermeidba-

Jahrhundertelange Erfahrungen mit Ethnomedikamenten sollten zum Wohle der Kranken angemessene Berücksichtigung finden

61

Präparate aus der Erfahrungsheilkunde brauchen eine Chance

re Krankheiten zu verursachen oder Erkrankungen, wie viele Experten sagen, wahrscheinlich sogar fördern?

Meiner Meinung nach sollte es für Präparate aus der Erfahrungsheilkunde, deren Wirkungen durch intensive Verwendung in der Volksmedizin bestens bekannt sind, andere Wege der Zulassung und der Werbung geben, als für die meistenteils ungleich risikoreicheren Medikamente aus den Laboratorien der Chemiemultis. Bei der derzeitigen Gesetzeslage ist es sonst denkbar, daß eines Tages noch Leute in unserem schönen, ordentlichen Staate juristische Probleme bekommen, die sich Kamillen- oder Pfefferminzblätter pflükken, weil sie für Freunde einen Tee daraus bereiten wollen.

Adressen und Bezugsquellen

Der Leserservice des Windpferd-Verlages hält eine Liste mit Lapacho-Anbietern für Sie bereit. Diese Liste wird ständig aktualisiert. Sie können sie unter folgender Internet-Adresse abrufen:

http://www.windpferd.com

Mehr über Walter Lübeck, seine zahlreichen weiteren Buch-, Karten-, Musik- und CD-ROM-Veröffentlichungen können Sie sich ebenfalls unter dieser Adresse ansehen. Sie finden dort natürlich auch das gesamte Windpferd Buch- und Musikangebot und können sogar Ausschnitte der neuesten Musikproduktionen anhören.

Sofern sie nicht über einen Internetzugang verfügen, können Sie diese Liste auch direkt beim Windpferd Verlag unter dem Stichwort: „Lapacho" anfordern. Legen Sie dazu bitte immer einen adressierten und frankierten Rückumschlag bei. Die Adresse lautet: Windpferd Verlag, Postfach, 87648 Aitrang.

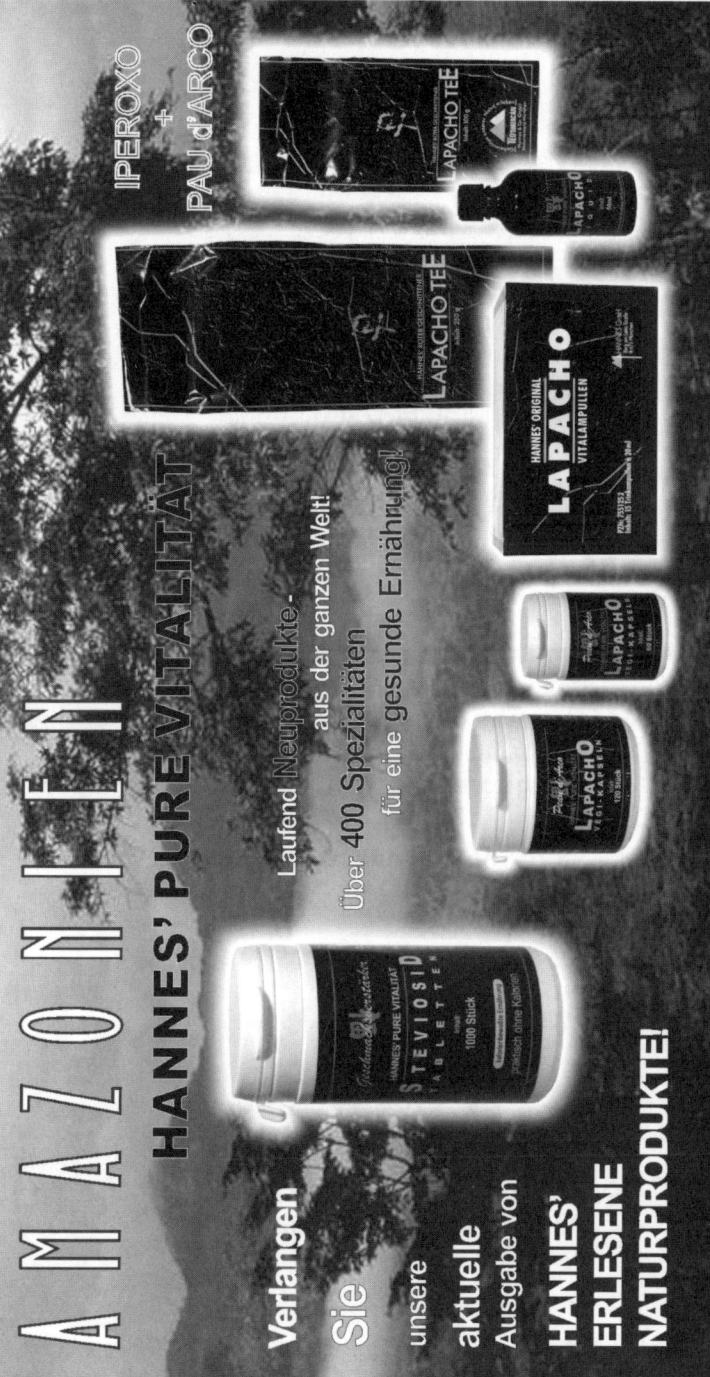

AMAZONIEN

HANNES' PURE VITALITÄT

IPEROXO + PAU d'ARCO

Laufend Neuprodukte -
aus der ganzen Welt!
Über 400 Spezialitäten
für eine gesunde Ernährung!

Verlangen
Sie
unsere
aktuelle
Ausgabe von
HANNES'
ERLESENE
NATURPRODUKTE!

AFN GmbH, Hohenbrunnerstr.25, 81825 München, Tel. 089-45493711, Fax 089-6882185

ORIGINAL PRODUKTE
Maria Treben

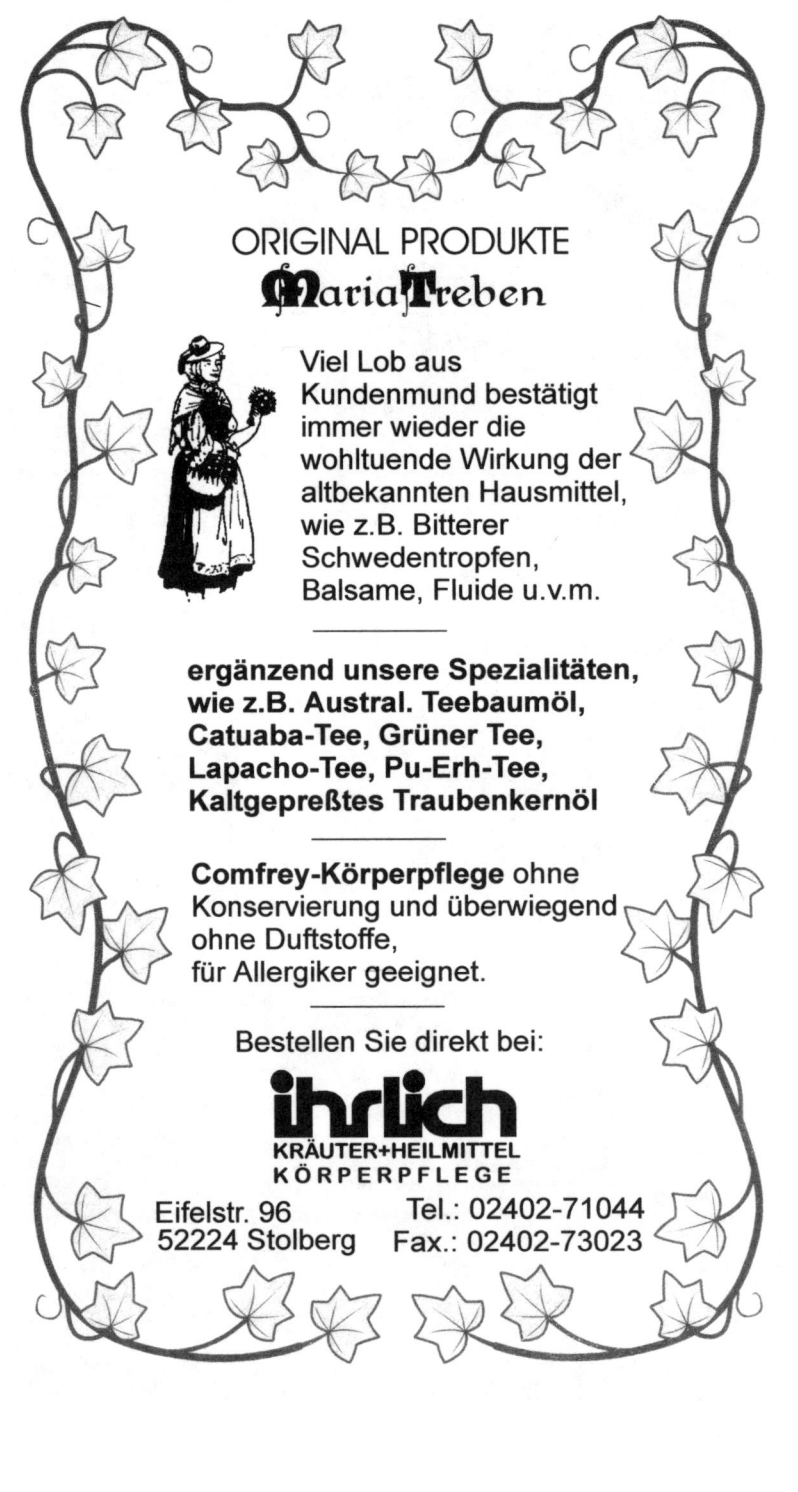

Viel Lob aus
Kundenmund bestätigt
immer wieder die
wohltuende Wirkung der
altbekannten Hausmittel,
wie z.B. Bitterer
Schwedentropfen,
Balsame, Fluide u.v.m.

**ergänzend unsere Spezialitäten,
wie z.B. Austral. Teebaumöl,
Catuaba-Tee, Grüner Tee,
Lapacho-Tee, Pu-Erh-Tee,
Kaltgepreßtes Traubenkernöl**

Comfrey-Körperpflege ohne
Konservierung und überwiegend
ohne Duftstoffe,
für Allergiker geeignet.

Bestellen Sie direkt bei:

ihrlich
**KRÄUTER+HEILMITTEL
KÖRPERPFLEGE**

Eifelstr. 96   Tel.: 02402-71044
52224 Stolberg   Fax.: 02402-73023